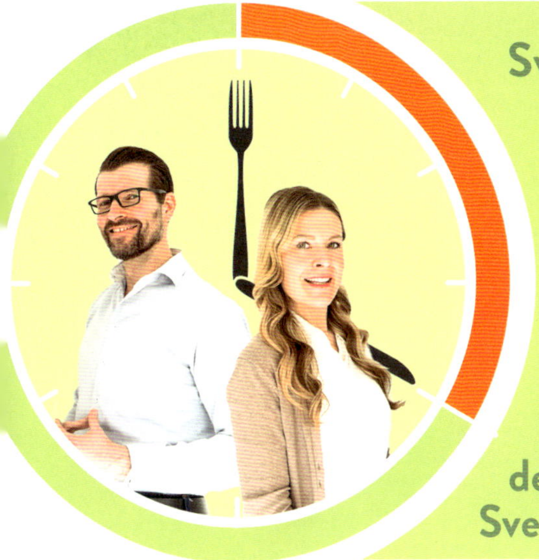

Sven Bach • Martina Amon

# EASY INTERVALL-FASTEN

## Schlank und gesund mit den Ernährungsexperten Sven und Martina

Unkompliziert – aber wirksam: So machst du es richtig!



humboldt

# VORWORT

Liebe Leserin, lieber Leser,

hast du schon viele Diäten ausprobiert? Dich sorgfältig vorbereitet, alles nach den Vorgaben eingekauft, aufwendig gekocht – und doch wollte dein Vorhaben nicht so richtig gelingen? Die ersten Einladungen, leckere süße Verführungen, und schon warst du schneller wieder in deinem alten Essverhalten, als du gedacht hattest.

Doch dann eroberte das Intervallfasten den Diätmarkt! Es soll für jeden geeignet sein und man kann weiter essen, was man sonst so zu sich nimmt. Jetzt wird nur auf die richtige Zeitspanne von acht Stunden geachtet. Bei vielen abnehmwilligen Menschen blieben allerdings die gewünschten Effekte, nämlich Gewicht zu verlieren und sich endlich vital und voller Power zu fühlen, aus. In unseren Praxen für Ernährungstherapie in Würzburg, Stuttgart und Horb am Neckar berichten uns viele Patientinnen und Patienten von ihren gescheiterten Bemühungen.

Warum dann dieses Buch? Fasten ist in aller Munde und zuletzt gab es einen Nobelpreis für die Erkenntnisse der positiven Effekte von Essenspausen. Dabei hat sich die 16:8-Methode als eine der praktikabelsten erwiesen. Fasten ist also prinzipiell eine gute Sache. *Was jedoch oft falsch läuft:* Viele Menschen machen Fehler bei der alltäglichen Umsetzung. Denn alleine die richtige Zeitspanne ist nicht der entscheidende Faktor. Es gibt weitere wichtige Parameter, die es zu berücksichtigen gilt.

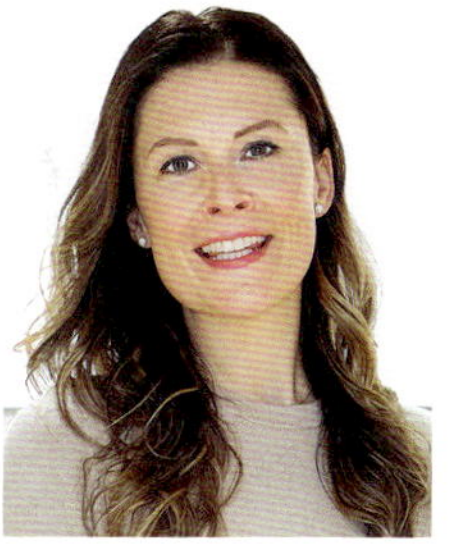

In diesem Buch möchten wir dich an die Hand nehmen und gemeinsam mit dir Schritt für Schritt dein individuelles Intervallfasten optimieren, sodass du dauerhaft leichter lebst, deinen Körper mit neuer Energie versorgst und die positiven Effekte von echtem Intervallfasten dauerhaft spürst. Lass dich überraschen, wie einfach und effektiv dir das gelingen kann!

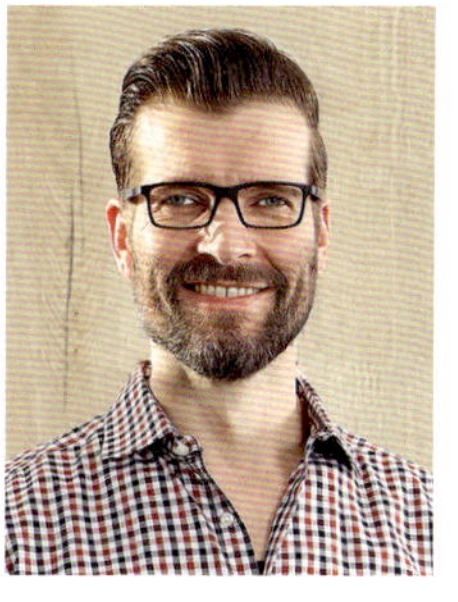

www.esswert.com
Martinaamon_foodcoaching
Svenbach_ernaehrung

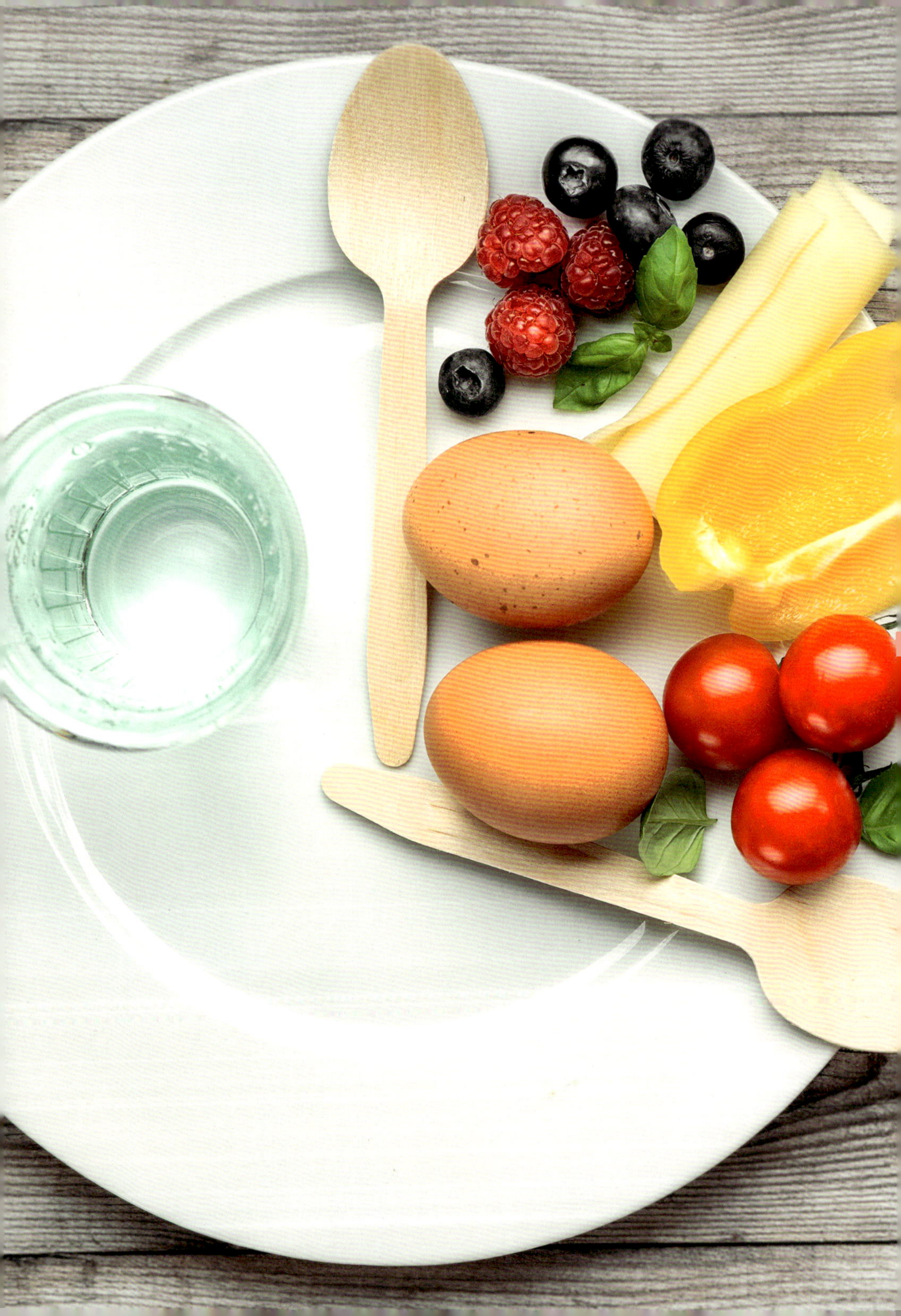

# INTERVALLFASTEN: MEHR ALS EIN TREND

Eigentlich ist unser Körper fürs Intervallfasten wie geschaffen. Nur fällt es uns bei dem heutigen Nahrungsangebot schwer, nicht zuzugreifen, wenn sich die Gelegenheit ergibt, und wir tun damit unserem Körper nichts Gutes. Welch wohltuende Wirkung der 16:8-Rhythmus auf dein Wohlbefinden hat, und warum er funktioniert und sogar Krankheiten vermeiden hilft, erfährst du in diesem Kapitel.

## Wichtige Basics

Den Begriff „Fasten“ verbinden viele Menschen bis heute mit Saftkuren, Gemüsebrühe oder gar einem dauerhaften kompletten Verzicht auf Nahrung. Intervallfasten, intermittierendes Fasten oder Kurzzeitfasten, wie es auch genannt wird, ist aber etwas anderes: Im Prinzip geht es darum, regelmäßige Zeiten einzuhalten, in denen du nichts zu dir nimmst. Die Methode kann dir dabei helfen, gesund abzunehmen und dein Gewicht zu halten. Studien zeigten außerdem, dass Intervallfasten offenbar das Risiko senken kann, an Volkskrankheiten zu erkranken, beispielsweise erscheint es effektiv gegen Diabetes Typ 2 (dazu mehr ab Seite 14).

Der menschliche Stoffwechsel war im Laufe der Evolution immer auf Fastenphasen eingestellt. Herrschte in der Steinzeit Überfluss an Nahrung, aßen unsere Vorfahren ungebremst, dafür blieb der Magen in Zeiten des Mangels viele Stunden oder auch ganze Tage leer. So funktioniert es bis heute: Der menschliche Körper kann längere Hungerperioden überstehen, indem er in verschiedenen Organen und im Gewebe Energiereserven speichert, die bei Bedarf mobilisiert werden.

16:8 kann dir dabei helfen, gesund abzunehmen und dein Gewicht zu halten.

In unserer heutigen Überflussgesellschaft fällt es allerdings vielen Menschen schwer, ein bis zwei mal pro Jahr für einige Tage komplett auf Nahrung zu verzichten und die Effekte des Fastens zu nutzen. So hat sich die Intervallfasten-Methode als eine sehr alltagstaugliche Methode gezeigt. Viele empfinden diese leichte Einschränkung als umsetzbar im Berufsalltag. Außerdem besteht das Jahr nicht nur aus wenigen Tagen, so ist das Intervallfasten eine gute Alternative, um die Effekte des Fastens dennoch für sich zu nutzen. Studien konnten zeigen, dass bereits durch das Fasten von 16 Stunden kleine Mengen an Ketonkörpern gebildet werden, wie es beim Fasten im größeren Umfang geschieht.

Durch das Intervallfasten kommt es außerdem zu heilsamen biochemischen Veränderungen im Körper, beispielsweise verbessert sich der Zucker- und Fettstoffwechsel. Darüber hinaus werden Stoffe ausgeschüttet, die Entzündungen dämpfen können. Mehr dazu findest du ab Seite 11.

Intervallfasten ist ein Trend, der uns in unserem Praxisalltag immer häufiger begegnet. Und immer häufiger werden wir gefragt, ob es nicht eine Methode gibt, die unkompliziert ist und erfolgreich. So, wie diese Form von Nahrungseinschränkung meist durchgeführt wird, können wir sie nicht uneingeschränkt empfehlen, denn was fehlt, ist eine klare Ernährungsanleitung. Es kann beim Fasten nicht einfach darum gehen, zu bestimmten Zeiten einfach irgendetwas zu essen und zu anderen gar nichts. Das Ganze ist nur erfolgreich, wenn du auf die richtige Ernährung setzt. Worauf du dabei achten musst, erfährst du in diesem Buch, ganz nach unserem Motto „Easy Intervallfasten – so machst du es richtig".

Wer uns kennt, weiß, dass wir schon seit vielen Jahren empfehlen, gesunde Auszeiten in den Alltag einzubauen und vor allem nicht dauernd zu snacken. Sven rät z. B., sich 15 bis 20 Tage im Monat gesünder zu verhalten, indem man blaue und grüne Tage in den Kalender einträgt. An den grünen Tagen achtet man beispielsweise darauf, keinen Alkohol zu trinken und keine Chips am Abend zu essen. Sven hat außerdem die Minus-20-%-Diät entwickelt, bei der man gezielt weniger isst, ohne seine Lieblingsgerichte gleich ganz aufgeben zu müssen.

Und wir predigen schon seit Langem: Ständiges Snacken ist eine Angewohnheit, die es zu vermeiden gilt. Wer rund um die Uhr Kuchen, herzhafte Backwaren oder gar Weingummi nebenher nascht, sorgt dafür, dass der Blutzuckerspiegel und somit auch der Insulinspiegel immer wieder ansteigen. Das begünstigt Heißhungerattacken, fördert die Fetteinlagerung und kann krank machen.

> Ständiges Snacken ist eine Angewohnheit, die es zu vermeiden gilt.

## Intervallfasten ist nichts Neues

Wie du eben schon gelesen hast: Wenn wir die Geschichte der Ernährung in unseren Breiten betrachten, wurde noch bis vor wenigen Jahrzehnten quasi ständig intervallgefastet. Die meisten Menschen lebten das ganze Jahr von Haferbrei, Erbsen, Linsen, Bohnen und Sauerkraut. Die Erträge des Ackers waren gering und reichten oft nur zum Überleben, denn die Abgaben an die Grundherren waren hoch, das Recht auf Jagd und Fischerei wurde nur an Privilegierte vergeben. Nur wer eine Kuh besaß, hatte auch Milch. Sogar Eier waren kostbar und Brot gab es nur selten. Vollkornbrot konnte in den Dörfern in Gemeinschaftsöfen oder Backhäusern gebacken werden. Weißes Brot aus feinem Mehl (übrigens weniger gehaltvoll als das „Brot der Armen") war selten und blieb lange Zeit den Reichen vorbehalten.

Anders als heute, wo wir uns problemlos von Märkten oder aus dem Supermarkt versorgen können, hatten die Menschen nur das zur Verfügung, was je nach Jahreszeit auf ihren oder den Feldern der Bauern in der näheren Umgebung wuchs. In guten Jahren konnten sie Vorräte anlegen, in schlechten eben nicht. Erst im 19. Jahrhundert gab es deutliche Verbesserungen in der Vorratshaltung. 1810 wurde die Konservendose erfunden. Bevor Strom allgemein verfügbar war, waren Kühlschränke auf Eislieferanten angewiesen. Ab 1876 war man durch neu erfundene Kühlverfahren nicht mehr auf Natureis angewiesen, aber es dauerte noch bis in die 1950er-Jahre, bis diese Kühlschränke allgemein gebräuchlich wurden.

Das Einkochen in Gläser, nach seinem Erfinder Weck „Einwecken" genannt, wurde erst nach 1880 entwickelt.

Das Einkochen in Gläser, nach seinem Erfinder Weck „Einwecken" genannt, wurde erst nach 1880 entwickelt und 1892 patentiert. Das revolutionäre Konservierungsverfahren setzte sich schnell durch, und Fortschritte in der Lebensmittelproduktion und neue Sorten durch gezieltes Kreuzen von Nutzpflanzen führten dazu, dass die Erträge gesteigert werden konnten und für mehr Menschen erschwinglich wurden.

Heute hat sich das Blatt gewendet. Wir in Mitteleuropa leben im Überfluss, Mangel kennen wir nicht mehr. Im Gegenteil, wir nehmen täglich mehr Kalorien zu uns, als wir verwerten können. Doch zu viel ist ähnlich schädlich wie zu wenig: Wenn man ständig isst, kann man nie ein natürliches Hungergefühl entwickeln. Der Insulinspiegel wird permanent hoch gehalten. Die Folgen kennen wir alle: Überflüssige Pfunde auf den Hüften, Krankheiten wie Diabetes, Herz-Kreislauf-Beschwerden und vieles mehr. All das können wir vermeiden, wenn wir zeitweise auf Nahrung verzichten, um den Stoffwechsel wieder zu regulieren und in den Zeiten, in denen wir Essen, ein Auge auf die Auswahl richten.

## Das passiert im Köper

Was geschieht nun genau, wenn du über einen bestimmten Zeitraum nichts zu dir nimmst? Schließlich muss der Körper auch in Hungerperioden sicherstellen, dass die Organe und vor allem das Gehirn genügend Energie bekommen. Fastest du über einen längeren Zeitraum, stellt er deshalb seine Energieversorgung um: Statt Energie aus Kohlenhydraten, also Zucker zu gewinnen, nutzt er nun gespeicherte Fettzellen zum Antrieb. Diesen Zustand nennt man Ketose. Er stellt eine Art biologisches Notprogramm dar, das für unsere Zwecke ideal ist: Die Leber verbrennt Fett aus den vorhandenen Fettdepots, damit Muskeln und Hirn weiterhin mit Energie versorgt werden. Forscher konnten zeigen, dass Mäuse sich leichter tun, zwischen den beiden Stoffwechselarten umzuschalten, wenn sie intervallfasten, statt ständig Futter zu bekommen.

Neben dem Fettstoffwechsel aktiviert das intermittierende Fasten auch die körpereigene Müllabfuhr, die sogenannte Autophagie oder Autophagozytose, ein Prozess in den Zellen, mit dem sie eigene, nicht mehr benötigte Bestandteile abbauen und erneuern. Aktivierst du die Autophagie durch Intervallfasten, un-

Die körpereigene „Müllabfuhr", die sogenannte Autophagie, wird durch Intervallfasten aktiviert.

terstützt du damit auch das Immunsystem, denn eingedrungene Krankheitserreger werden besser eliminiert.

## Die gesundheitlichen Vorteile

Viele Menschen sind Dauersnacker. Im Büro, zu Hause, unterwegs wird zwischendurch immer etwas gegessen. Beim Intervallfasten lernst du wieder eine bessere Essstruktur und vor allem eine klare Planung der Mahlzeiten.

Für uns als Ernährungsexperten geht es bei unseren Empfehlung jedoch nicht ums Abnehmen oder eine Essstruktur um jeden Preis. Gesundheit steht bei uns an erster Stelle. Daher war es für uns selbstverständlich, eingehend zu prüfen, ob es sich beim Intervallfasten nur um einen Trend handelt oder ob es wirklich gesundheitliche Vorteile hat.

### Die Forschungslage

Forschungen deuten darauf hin, dass sich das intermittierende Fasten positiv auf Gesundheit und Gewichtsabnahme auswirken kann. In den essenfreien Zeiten ist der Körper auf Fett aus den Fettreserven angewiesen, es funktioniert für viele einfacher, als generell weniger zu essen, und es hat vor allem keine Nebenwirkungen. Weil die Methode relativ jung ist, fehlen zurzeit noch Studien mit Langzeitdaten und ausreichender Probandenzahl. Auch wissen wir noch wenig darüber, wie andere Parameter, z. B. die Stimmung, die körperliche Belastbarkeit, die Leistungsfähigkeit des Gehirns oder das Risiko für Essstörungen möglicherweise davon beeinflusst werden.

Zwar gibt es eine Reihe Studien an Tieren wie Mäusen, Ratten und sogar Rhesusaffen. Sie konnten zeigen, dass sich der 16:8-Rhythmus positiv auswirkte, allerdings finden derartige Untersuchungen unter Laborbedingungen statt. Das heißt, es können nur die rein physischen Wirkungen gemessen werden, nicht aber die psychischen Aspekte. Schließlich hat eine Labormaus nicht die Wahl, ob sie nun intervallfastet oder nicht, wir schon, und hier wie auf vielen Feldern gilt, dass Tierversuche nicht 1:1 auf Menschen übertragen werden können.

2018 wurde vom Deutschen Krebsforschungszentrum eine Studie durchgeführt: Man verglich zwölf Wochen lang 150 Patienten, die sich entweder mit der klassischen Reduktionsdiät ernährten (also einer täglichen Kalorienreduktion von 20 Prozent) oder sich dem Intervallfasten unterzogen. Das Ergebnis: Die Wirksamkeit des Intervallfastens zur Gewichtsreduktion und eine Verbesserung der Gesundheit konnten bestätigt werden, allerdings war keine signifikante Überlegenheit gegenüber anderen Diätformen nachweisbar.

Vor allem was den Verlust der fettfreien Masse angeht, scheint das Intervallfasten im Vergleich zu einer stetig kalorienreduzierten Diät gut abzuschneiden: Bei Probanden einer Studie von 2011 ging durch das Intervallfasten weniger fettfreie Masse verloren als bei einer energiereduzierten Diät. Es konnte auch gezeigt werden, dass das intermittierende Fasten mit einem begrenzten Energie- und Kohlenhydratanteil einer „normalen" Diät hinsichtlich der verbesserten Insulinresistenz, also wie stark die Körperzellen auf das Hormon Insulin ansprechen, überlegen ist.

Welche Auswirkungen Intervallfasten auf den Körper hat, ist beim heutigen Stand der Forschung nur schwer zu sagen: Die Zahl der aussagekräftigen Studien ist weiterhin gering. Noch können keine wissenschaftlich verlässlichen Aussagen getroffen werden, besonders langfristige Effekte sind noch nicht messbar.

> Die Zahl der aussagekräftigen Studien zum Intervallfasten ist weiterhin gering.

Immerhin: Das Gewicht lässt sich nachweislich durch intermittierendes Fasten reduzieren. Das Intervallfasten ist zwar nicht erfolgreicher als eine herkömmliche Diät, aber die Compliance scheint höher, also die Bereitschaft der Studienteilnehmer zur aktiven Mitwirkung. Und auch der Jo-Jo-Effekt fällt möglicherweise weniger stark aus, weil nicht durchgehend auf Essen verzichtet werden muss.

### Intervallfasten ist gut bei Diabetes

Nicht nur die Forschung bestätigt es, auch unserer Erfahrung nach hat das Intervallfasten auf Typ-2-Diabetes positive Auswirkungen. Insulin kann bei Typ-2-Diabetikern nicht richtig wirken, insbesondere die direkt nach dem Essen von Kohlenhydraten einsetzende Insulinproduktion erfolgt erst verzögert und dann in übermäßigem Umfang. Auf diese nicht bedarfsgerechte Insulinproduktion und den erhöhten Blutzuckerspiegel reagiert der Körper mit einer Insulinresistenz.

Die Folge: Der Zucker aus dem Essen kann nicht ordentlich in die Zellen gebracht und verarbeitet werden, sondern verbleibt teilweise im Blut. Durch Fettgewebe, vor allem das Fettgewebe im Bauchraum zwischen den Organen (das sogenannte viszerale Fettgewebe), wird die Insulinresistenz stark gefördert. Des Weiteren produziert das Fettgewebe auch ungünstige Hormone und Entzündungsstoffe sowie Botenstoffe, die die Insulinresistenz weiter ankurbeln. Wenn wir gleichzeitig wenig körperliche Bewegung haben und viel am Schreibtisch sitzen, entsteht ein Teufelskreis.

Der Prozess schreitet langsam und zunächst fast unbemerkt voran. Die Bauchspeicheldrüse schüttet im frühen Stadium des Diabetes Typ 2 mehr Insulin aus, um den hohen Blutzucker auszugleichen. Das geht nicht lange gut und die Insulinproduktion der Bauchspeicheldrüse reduziert sich immer mehr. Die Folge: Der Blutzuckerspiegel steigt an.

Der Körper versucht, den überschüssigen Zucker im Körper über den Urin auszuscheiden. Ein hoher Harndrang verbunden mit Schwäche und starkem Durst sind die ersten eindeutigen Anzeichen, die man üblicherweise an sich feststellen kann. Hier kommt das Intervallfasten ins Spiel, das vor allem bei Übergewicht Erfolge zeitigt. Durch die neue Ess-Struktur isst man nur zwei bis drei Mahlzeiten. Auf unsere Empfehlung reduzierten Klienten und Klientinnen, die vorher täglich mindestens drei große Mahlzeiten und vor allem zwei oder drei kohlenhydratreiche Snacks aßen, die Kalorienmenge pro Tag durch die Umstellung auf Intervallfasten um teilweise 300–400 kcal. Wir erlebten regelmäßig Gewichtsreduktionen von ca. zehn Kilo in fünf Monaten.

Gerade bei Diabetes Typ 2 ist Gewichtsreduktion sehr wichtig, vor allem beim ungünstigen Bauchfett. Bei den Typ-2-Diabetikern zeigt sich das sogenannte Dinner-Cancelling, also das Abendbrot weglassen, als sehr vorteilhaft. Hier wird der Fastenintervall von z. B. 7 Uhr bis 17 Uhr gesetzt, man startet also mit einem Frühstück um 7 Uhr und beendet die letzte Mahlzeit um 15 Uhr.

Gerade bei Diabetes Typ 2 ist Gewichtsreduktion ist sehr wichtig, vor allem beim ungünstigen Bauchfett.

## Was „16:8" besonders macht

Intervallfasten strukturiert deinen Tag. Dabei ist der riesige Vorteil der 8-Stunden-Diät ihre zeitliche Flexibilität: Es ist egal, wann am Tag du fastest. Die meisten von uns sind berufstätig und haben vielleicht noch Familie, um die sie sich kümmern müssen, da muss das Fasten alltagstauglich sein. Wer früh aufstehen muss und ohne Frühstück nicht in die Gänge kommt, sollte auch frühstücken und nimmt dafür einfach am späten Nachmittag die letzte Mahlzeit zu sich. Wer morgens keinen Bissen herunterbekommt, fängt erst um 11 Uhr zu essen. Der Vorteil hier: Genießen am Abend ist noch bis 19 Uhr möglich.

Diese Flexibilität erlaubt dir, das Fasten an deine persönlichen Bedürfnisse anzupassen. So lässt sich die grundlegende Regel, nämlich 16 Stunden lang nichts zu essen, am besten umsetzen und steigert außerdem das Durchhaltevermögen: Wer weiß, dass es nur eine gewisse Anzahl an Stunden auf Nahrung zu verzichten gilt, hält die Sache einfach länger durch.

> 16:8-Intervallfasten ist eine schonende Form des Abnehmens und kann gut in den Alltag eingebaut werden.

Das 16:8-Intervallfasten kommt vielen Menschen entgegen, die „in Maßen abnehmen" wollen, ohne sich zu sehr einzuschränken zu müssen. Auch wer sein bestehendes Gewicht nur halten will, ist mit der Methode gut bedient.

**Welche Arten von Intervallfasten gibt es noch?**

Die 10in2-Diät: Die 1 steht für einen Tag, an dem du essen kannst, was du willst. Am Folgetag 0 wird gefastet. „in2" bezieht sich auf die jeweils nächsten beiden Tage, an denen wieder gegessen bzw. gefastet wird. Durch die Fastentage ist eine Kalorienbeschränkung an den normalen Tagen nicht nötig: Alles ist erlaubt (allerdings solltest du dich auch nicht vollstopfen). Am nächsten Tag heißt es dann wieder Wasser, Tee und Kaffee, sonst nichts.

Die 5:2-Diät: Bei dieser Methode werden in einer Woche zwei Tage mit 600 kcal pro Tag eingebaut, du isst also nicht gar nichts, sondern reduziert. Die Fastentage sollten einen festen wöchentlichen Rhythmus haben, z. B. Dienstag und Freitag.

Ein Jo-Jo-Effekt bleibt bei beiden Methoden aus, denn die Fastenperiode ist so kurz, dass der Körper noch nicht in den Energiesparmodus wechselt. Übrigens: Wir haben außerdem die Erfahrung gemacht, dass bei allen Arten des Intervallfastens keine Müdigkeit oder Kopfschmerzen auftreten, wie es oft bei längeren Fastenperioden der Fall ist.

Was uns besonders wichtig ist: In der 8-Stunden-Essensphase sind auch Leckereien erlaubt, ohne ein schlechtes Gewissen haben zu müssen. Sportliche Menschen sind dem Intervallfasten ebenfalls zugetan, denn die Sportaktivitäten lassen sich prima in den 16:8-Rhythmus integrieren – am besten während der Fastenzeit, wohingegen in der Essenszeit neue Energie getankt wird.

Die 16-stündige Essenspause dient als Auszeit für deinen Körper, denn in den 16 Stunden Fasten kommt es zur bereits beschriebenen Autophagie (siehe Seite 11), einer Art Recycling auf

Zellebene. Beschädigte Zellbestandteile werden bei Energieknappheit – wie sie beim Fasten auftritt – als Bausteine zur Zellerneuerung genutzt. Dieser Vorgang kann den Körper bei der Abwehr vor Krankheiten unterstützen.

Das Intervallfasten bedeutet für dich eine zeitliche Umstellung, denn es muss eine 16-stündige Fastenzeit stattfinden. Wie du dir das am besten einteilst, hängt – wie oben beschrieben – von deinem üblichen Tagesablauf, aber auch von deinem Biorhythmus ab. Vielen fällt es besonders leicht, auf das Frühstück zu verzichten oder es nach hinten zu schieben. Vielen Menschen fallen folgende Essenszeiten am leichtesten:

- Frühstück: 10 Uhr
- Mahlzeit am Nachmittag: 14 Uhr
- Abendessen: 18 Uhr

In diesem Fall liegen zwischen Abendessen und Mittagessen genau 16 Stunden Fastenzeit. Genauso kann man aber auch gut frühstücken und am Nachmittag eine schöne Mahlzeit zu sich nehmen und dafür das Abendessen ausfallen lassen. Ein Beispiel dafür wäre folgender Intervallfasten-Plan:

- Frühstück: 8 Uhr
- Mittagessen: 12 Uhr
- Mahlzeit am Nachmittag: 16 Uhr

Auch hier hast du zwischen der Mahlzeit am Nachmittag und dem Frühstück ein 16-Stunden-Intervall, indem du nichts essen darfst. Probiere gerne unterschiedliche Intervalle für dich aus, um die perfekten Zeiten für dich rauszubekommen, die am einfachsten umsetzbar sind.

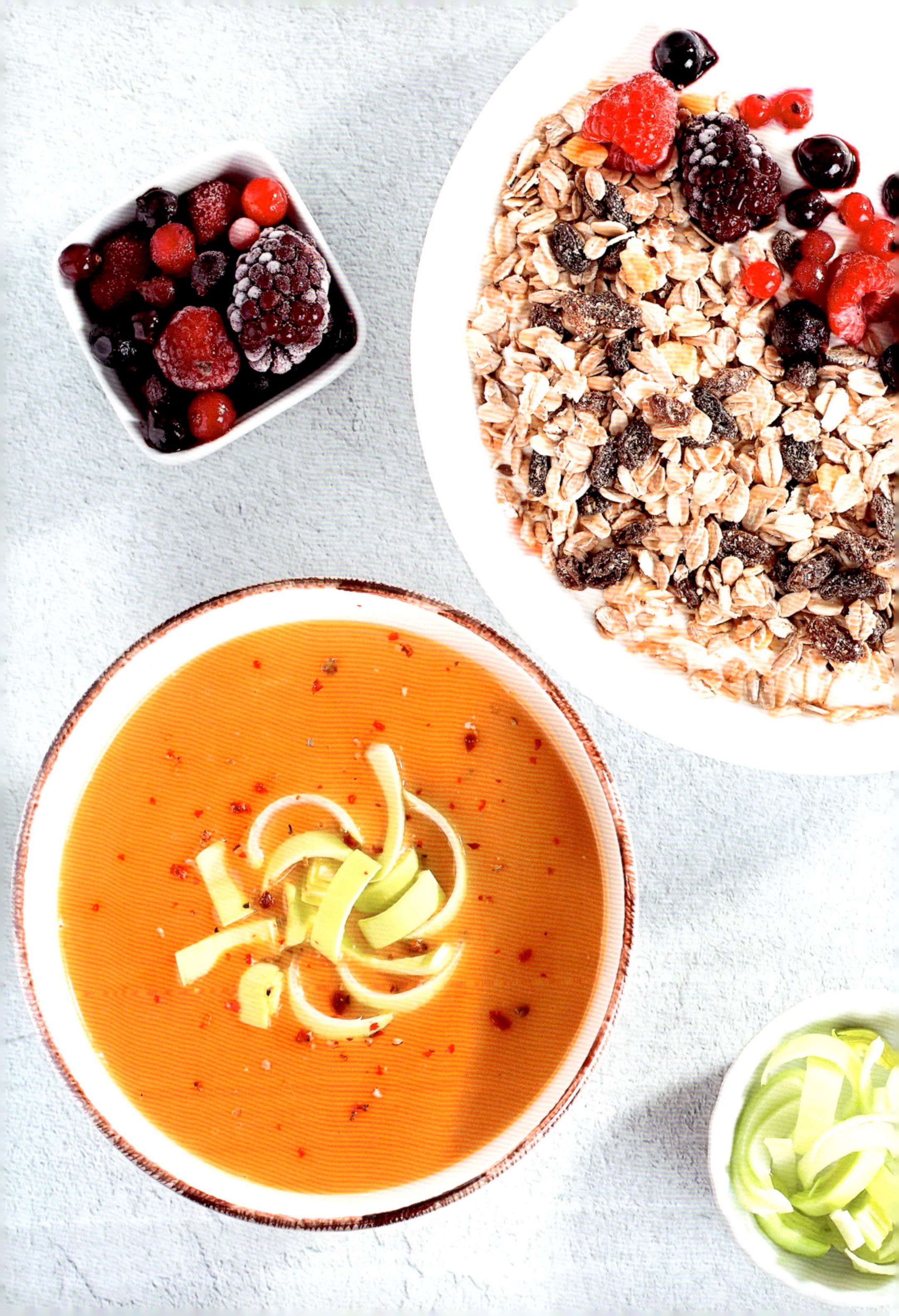

# RICHTIG ESSEN BEIM INTERVALLFASTEN

Viele gehen davon aus, dass allein die richtigen Zeitabstände zwischen den Mahlzeiten, also der Abstand zwischen der letzten Mahlzeit an einem Tag und der ersten am nächsten eine echte Hilfe ist. Aber damit wir wirklich einen gesundheitlichen Effekt haben und dabei auch noch abnehmen, gehört ein wenig mehr dazu. Wie es richtig geht, erfährst du in diesem Kapitel.

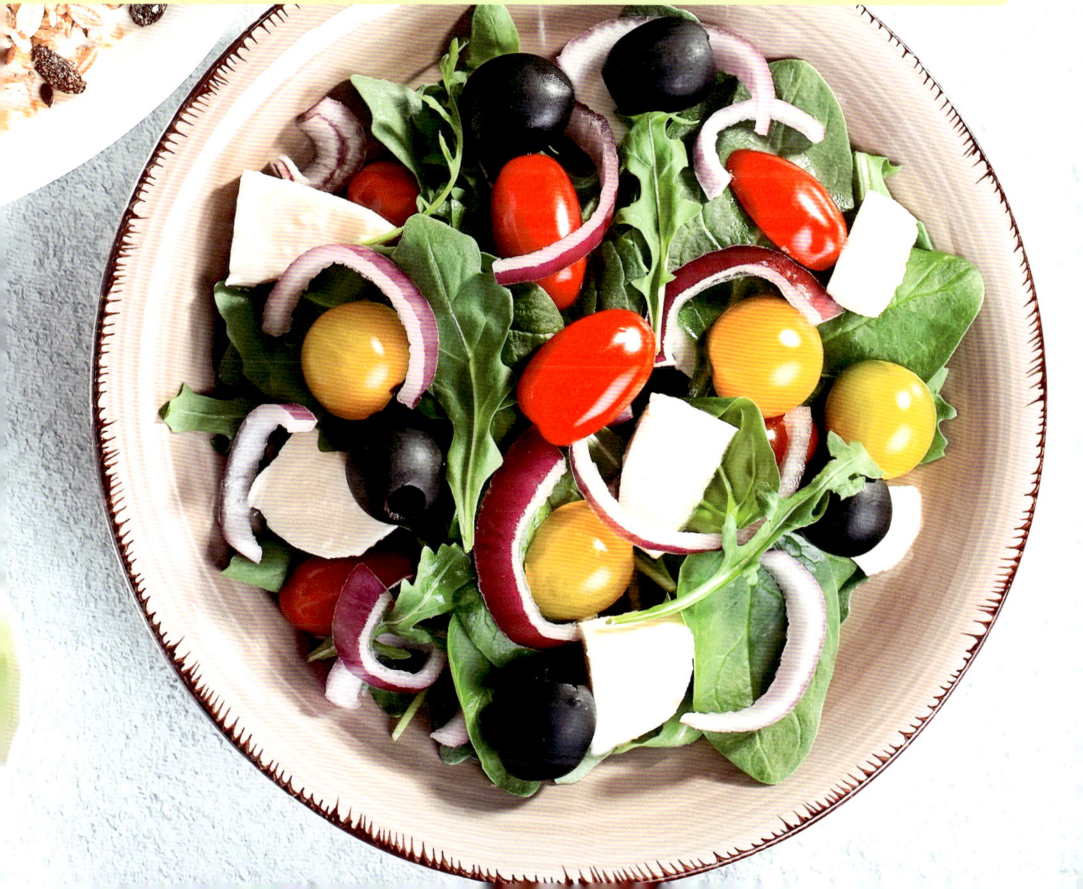

## Essen nach dem natürlichen Rhythmus

Die meisten Konzepte des Intervallfastens beinhalten keine oder nur sehr vage Empfehlungen zur Lebensmittelauswahl. Daher findet allein durch das Intervallfasten in der Regel keine Ernährungsumstellung hin zu einer ernährungsphysiologisch günstigen Lebensmittelauswahl statt. Wie bei jeder anderen Diät auch, solltest du nicht wahllos schlemmen, sondern darauf achten, welche Lebensmittel du isst. Denn auch Intervallfasten führt nur im Zusammenhang mit einer gesunden Ernährung und ausreichend Bewegung zum gewünschten Gewichtsverlust!

Wie bei jeder anderen Diät solltest du auch beim Intervallfasten nicht wahllos schlemmen.

Häufig liest man, dass es beim Intervallfasten nur auf die Gesamtkalorien ankommt, die wir an einem Tag essen. Ganz so einfach ist es aber nicht. Geht man so vor, tut sich am Ende nichts auf der Waage und man hat auch noch das lästige Kalorienzählen am Hals. Denn wir Menschen unterliegen einem natürlichen Biorhythmus, zu dem auch der Tag-Nacht-Rhythmus gehört. Unser Körper weiß genau, wann es Zeit ist für seine Stoffwechselaktivitäten. So produziert er vor allem gleich morgens gegen 6 Uhr Verdauungsenzyme und Stoffwechselprodukte und fährt unsere Stresshormone wie beispielsweise das Cortisol hoch. Wir Menschen sind durch diesen Rhythmus vor allem dafür gemacht, tagsüber Essen zu uns zu nehmen und am Abend dafür etwas schmaler zu fahren.

Das bedeutet nicht, dass du nicht trotzdem abends mit der Familie warm essen darfst. Aber du solltest vermehrt darauf achten, dass dein Körper vor allem am Tag ausreichend Energie und Nährstoffe zur Verfügung gestellt bekommt, denn vor allem tagsüber können wir die Nahrung sehr gut verstoffwechseln, während wir gegen Abend weniger stoffwechselaktiv sind. Wenn aber trotzdem die üppigste Mahlzeit am Abend gegessen wird, führt das zu einer höheren Einlagerung von Fett. Also nicht nur die Kalorien sind entscheidend, sondern auch, wann du was isst.

Egal, für welche 16:8-Form du dich entscheidest – also ob du das Frühstück oder Abendessen weglässt: Für abends bzw. am Nachmittag solltest du stets die kleinere Mahlzeit planen.

## Makronährstoffe

Die Hormone, die unseren Biorhythmus prägen, beeinflussen auch unseren Stoffwechsel. Das bekannteste „Abnehm-Hormon" ist das Insulin. Um zu verstehen, wie ständiges Essen und die Produktion von Insulin in Verbindung stehen, müssen wir zunächst dem Auslöser unserer Insulinproduktion auf den Zahn fühlen. In unserer Nahrung haben wir drei Hauptnährstoffe: Kohlenhydrate, Eiweiße und Fette. Alle wirken unterschiedlich auf unseren Hormonhaushalt, besonders auf das Insulin.

### Kohlenhydrate

Kohlenhydrate bestehen aus einem, zwei oder mehreren Zuckern und werden deshalb auch schlicht als Zucker, in der Fachsprache Saccharide, bezeichnet. Die einfachsten Vertreter von Zucker sind Glukose (Traubenzucker), Fruktose (Fruchtzucker) und Maltose (Malzzucker). Diese sogenannten Einfachzucker werden von unserem Körper sehr schnell aufgenommen. Über den Magen gelangen sie in unseren Darm und von dort in die Blutbahn. Sie führen zu einem sehr schnellen Anstieg des Blutzuckerspiegels, wodurch eine Ausschüttung von Insulin provoziert wird. Denn Insulin ist ein Hormon aus der Bauchspeicheldrüse, das dafür sorgt, dass der Zucker auch in unsere Körperzellen eingeschleust wird und dann in den Zellen für die Energiegewinnung genutzt wird.

Insulin, ein Hormon aus der Bauchspeicheldrüse, sorgt dafür, dass der Zucker in den Zellen für die Energiegewinnung genutzt wird.

Ist dieser Prozess im Gange, findet zu dieser Zeit allerdings auch keine Fettverbrennung statt. Aus diesem Grund proklamieren viele Diäten, dass zwischen zwei Mahlzeiten immer vier bis fünf Stunden ohne Nahrung liegen sollten. Diese Theorie widerspricht jedoch dem Intervallfasten. Denn wenn du nur ein Zeitfenster von acht Stunden hast, in dem du essen möchtest, kannst du keine so langen Pausen zwischen deinen beiden Mahlzeiten einhalten. Aber dazu später mehr.

Die nächstgrößeren Zuckerarten sind die Zweifachzucker. Das sind beispielsweise Laktose (Milchzucker) und Saccharose (Haushaltszucker). Sie bestehen, wie der Name schon sagt, aus zwei Zuckern. Diese zwei werden von Enzymen im Dünndarm getrennt, was einen kurzen Moment dauert, und dann können auch sie auf schnellem Weg in die Blutbahn aufgenommen werden. Danach kommt der gleiche Prozess in Gang wie bei den Einfachzuckern beschrieben.

Bei Kohlenhydraten mit mehr als zwei Molekülen sprechen wir von Mehrfachzuckern. Bei ihnen hängen viele Zuckermoleküle aneinander. Der bekannteste Vertreter ist die Stärke, eine lange Reihe aus Glukosemolekülen. Hier ist die Verstoffwechselung etwas aufwendiger, denn hier müssen zunächst alle Glukosemoleküle voneinander getrennt werden, erst dann können die einzelnen Moleküle in unser Blut aufgenommen werden. Stärke ist in Nudeln, Brot, Reis, Kartoffeln und Mehlen enthalten. Unsere Ernährung besteht überwiegend aus Mehrfachzuckern.

Eben weil die Kohlenhydrate dazu führen, dass unsere Fettverbrennung unterbrochen wird, kommen sie in den Medien so oft schlecht weg. Aber sie haben auch viele wichtige Aufgaben. Kohlenhydrate, vor allem Vollkorn und auch Gemüse und Obst, sind unsere Hauptlieferanten für Ballaststoffe. Ballaststoffe sind unverdauliche pflanzliche Bestandteile, die zu den Kohlenhydraten zählen. Sie werden in tieferen Darmabschnitten durch Bakterien verdaut und haben dadurch viele gesundheitsfördernde Eigenschaften. Sie helfen, den Cholesterinspiegel zu senken und den Blutzucker konstanter zu halten. Im Allgemeinen verhelfen Ballaststoffe auch zu einer besseren Sättigung und angenehmeren Verdauung und können dadurch den Abnehmprozess vereinfachen.

Was jedoch häufig falsch gemacht wird: Wir essen viel zu viele Kohlenhydrate. Denn nicht die Kohlenhydrate an sich sind das Problem, sondern die zu großen Portionen, die wir davon essen, und auch die Tageszeiten, in denen wir zu Kohlenhydraten greifen. Eine vernünftige Portion Haferflocken zum Frühstück oder ein hochwertiges, handwerklich erzeugtes Roggenbrot aus Sauerteig sind dabei absolut in Ordnung. Vielmehr sind üppige Pastagerichte, Pizzaabende und die Naschereien auf dem Sofa am Abend die Kohlenhydratkeule, die du vermeiden solltest. Vor allem tagsüber kann der Körper die Energie aus den Kohlenhydraten gut gebrauchen, gegen Abend jedoch sollten diese Mengen deutlich moderater werden. Dazu mehr später bei unseren Rezepten und dem 2-Wochen-Essensplan (Seite 66).

**Nicht die Kohlenhydrate an sich sind das Problem, sondern die zu großen Portionen, die wir davon essen.**

Gesunde Kohlenhydrate erfüllen viele wichtigen Aufgaben in unserem Körper.

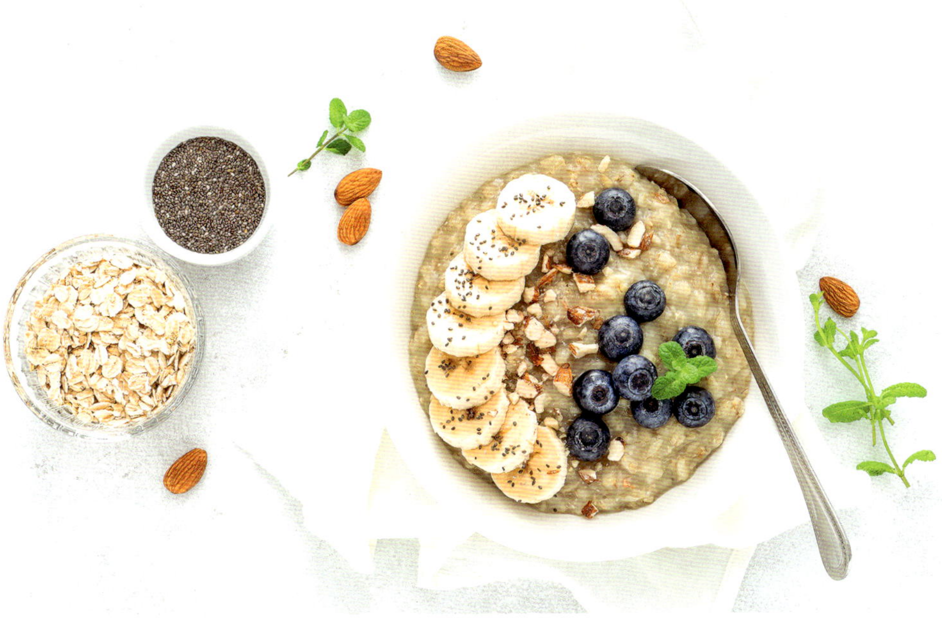

Geeignete und ungeeignete Kohlenhydrate

| GEEIGNETE KOHLENHYDRATQUELLEN – EMPFEHLENSWERT | WENIGER GEEIGNETE KOHLENHYDRATQUELLEN – SPARSAM VERWENDEN |
|---|---|
| Hülsenfrüchte (Bohnen, Erbsen, Linsen) und entsprechende Produkte (z. B. Linsennudeln, Kichererbsenreis), stärkehaltige Gemüsesorten wie Kürbis, Pastinake etc. | Softdrinks wie Cola, Fanta, Limonade oder auch Sportgetränke |
| Vollkornprodukte mit ganzen Körnern, z. B. Haferflocken, Haferkleie, Fünf-Korn-Flocken, Basismüslis | Zucker und Zuckeralternativen wie Honig, Agavendicksaft, Kokosblütenzucker etc. |
| Brot aus vermahlenem Vollkorn, Sauerteigbrot, Vollkornnudeln, Nudeln, Kartoffeln, Süßkartoffeln, Basmatireis, Quinoa, Bulgur, Couscous | Weißbrot, gezuckerte Müslis, Crunchy-Müslis, gezuckerte Cornflakes |
| frisches oder tiefgekühltes Obst, Obstmark (enthält keinen zugesetzten Zucker) | Obstsäfte, Obstmus (enthält meist zugesetzten Zucker) |
| Mehle mit höherer Typenzahl, z. B. Weizenmehl Type 1050, Roggenmehl Type 1150, Dinkelmehl Type 1050 | Mehle mit niedriger Typenzahl, z. B. Weizenmehl Type 405 |

**Vermahlenes oder unvermahlenes Vollkorn?**

Nach aktuellen Studien gibt es einen Unterschied zwischen vermahlenem Vollkorn und Vollkornprodukten mit ganzen Körnern. Getreidekörner enthalten im Inneren einen Stärkekern, der umschlossen ist von der Hülle. Isst man Produkte mit ganzen Körnern, muss das Korn vom Verdauungstrakt erst aufgespalten werden, was deutlich aufwendiger für den Verdauungsprozess ist. Durch diesen Prozess wird die Verdauung verzögert und der Blutzucker steigt nur langsam an, was auch die Insulinausschüttung verlangsamt. Ist das Korn aber schon vermahlen, wie es bei Vollkornmehl der Fall ist, ist die Aufspaltung schon angestoßen und der Darm kommt schneller an die Stärke heran. Natürlich nicht

Ist das Korn schon vermahlen, kommt der Darm schneller an die Stärke heran als bei ganzen Körnern.

so ganz rasant wie bei Weißbrot, aber je nach Brotsorte auch nicht viel langsamer. Ein Vollkornbrot mit ganzen Körpern ist somit effektiver für einen langsameren Blutzuckeranstieg, dennoch steht die Verträglichkeit immer im Vordergrund. Einigen Menschen liegen ganze Körper zu schwer im Magen-Darm.

Es muss übriges nicht immer Vollkorn sein. Wichtig ist auch, dass du ein handwerklich hergestelltes Brot von einem Traditionsbäcker kaufst. Denn heutzutage werden in vielen Bäckereien schnelle Backhilfsmittel eingesetzt, damit die Brote gleich gebacken werden können. Das spart zwar Zeit und Platz für den Hersteller, ist aber für die Verdauung ein echtes Problem. Die lange Teigführung spaltet erste Kohlenhydratketten und macht Brote verdaulicher. Auch ein gutes Mischbrot darf also auf deinen Teller – nur Weißbrot oder gar Toast sollte nicht dein tägliches Brot sein. Toastbrot enthält meistens Zucker und Natriumdiacetat und statt Butter das günstigere Sonnenblumenöl. Außerdem sättigt es nicht.

### Zucker, Honig, Süßstoffe & Co.

Vielleicht wunderst du dich, warum in der rechten Spalte der obigen Tabelle außer Zucker auch Honig und sonstige Süßungsmittel aufgelistet sind. Seit einigen Jahren poppen immer mehr Zuckeralternativen auf, die um so vieles gesünder sein sollen als raffinierter Zucker. Da gibt es ausgefallene Alternativen wie Kokosblütenzucker, der aufwendig aus dem Ausland importiert wird. Oder der Agavendicksaft, der meistens aus Mexiko kommt. All diese Alternativen sind unter dem Strich Zucker und haben dieselbe Auswirkung auf deinen Blutzucker und dadurch auch auf dein Insulin: Sie steigern den Blutzucker, du schüttest Insulin aus und die Fettverbrennung ist unterbrochen. Noch dazu sind sie rein vom ökologischen Aspekt für uns nicht vertretbar.

Bei Zucker gilt also nach wie vor: einfach sparsam einsetzen. Ein guter deutscher Honig vom Imker ist eine gute Zuckeralternative. Aber wir müssen uns von der Vorstellung verabschieden, dass Honig eine extrem gesündere Alternative ist. Der aktuelle Konsum der Deutschen liegt bei um die 90 g Zucker pro Kopf und Tag. Damit liegen wir weit über dem empfohlenen Wert der Weltgesundheitsorganisation (WHO) mit maximal 50 g Zucker pro Tag. Und dabei ist natürlich auch der Zucker in Getränken gemeint sowie der versteckte Zucker in Lebensmitteln.

**Produkte, hinter denen sich Zucker in einem Lebensmittel versteckt**

| | | |
|---|---|---|
| Agavendicksaft | Glukose/-sirup | Molkenpulver |
| Ahornsirup | Honig | Rohrzucker |
| Apfelsüße | Invertzucker | Saccharose |
| Dextrose | Laktose | Stärkesirup |
| Dicksaft | Magermilchpulver | Sirup |
| Fruktose | Maissirup | Traubensüße |
| Fruktose-Glukose-Sirup | Maltose/Malzzucker | Zuckerrübensirup |

### Wie gesund sind Zuckeralternativen?

Der Markt für kalorienfreien Zuckeralternativen ist in den letzten Jahren enorm gewachsen, immer neue Produkte erobern die Geschäfte. Hier gibt es zwei Kategorien: Süßstoffe und Zuckeralkohole. Süßstoffe sind künstlich hergestellte synthetische Süßungsmittel. Die am häufigsten verwendeten sind Aspartam, Sucralose und Saccharin. Auch Stevia zählt zu den Süßstoffen, selbst wenn es aktuell besser bewertet wird als die anderen Vertreter. Leider hat Stevia jedoch häufig einen sehr eigenen Geschmack.

Die Studienlage zu Süßstoffen ist sehr unterschiedlich, die Bewertung reicht von gut bis schlecht. Die EFSA (Europäische Behörde für Lebensmittelsicherheit) stuft Süßstoffe als unbedenk-

Die Studienlage zu Süßstoffen ist sehr unterschiedlich, die Bewertung reicht von gut bis schlecht.

lich für unsere Gesundheit ein. Andere Studien sehen Süßstoffe jedoch kritisch, da nachgewiesen wurde, dass sie Einfluss auf das Mikrobiom, also die Bakterienzusammensetzung im Darm nehmen: Sie hatten bei täglichem und regelmäßigem Konsum zur Folge, dass sich die schädlichen Darmbakterien vermehrten. Wir empfehlen daher keine Süßstoffe, sondern wollen in unseren Beratungen und Vorträgen auf einen achtsameren Umgang mit Zucker aufmerksam machen und vor allem für versteckten Zucker in verarbeiteten Produkten sensibilisieren.

Zuckeralkohole haben nicht viel mit Zucker und schon gar nichts mit Alkohol zu tun. Sie sehen in der Konsistenz, Form und Farbe ähnlich aus wie Zucker, süßen aber deutlich weniger, sind meistens kalorienärmer, manche auch kalorienfrei und können aus natürlichen Lebensmitteln hergestellt werden. Sie besitzen unterschiedliche Süßkraft, enthalten zum Teil auch Kalorien und werden unterschiedlich gut vertragen.

Im Handel findet man überwiegend Erythrit und Xylit. Erythrit ist kalorienfrei und wird von den meisten Menschen gut vertragen. Allerdings hat auch Erythrit einen etwas gewöhnungsbedürftigen Eigengeschmack und ist leicht kühl vom Mundgefühl. Du kannst beispielsweise in Rezepten die Hälfte des Zuckers durch Erythrit ersetzen, so sparst du die Hälfte des Zuckers und der kühle Geschmack wird nicht zu deutlich.

Ein weiteres häufig verwendetes Produkt ist Xylit. Xylit enthält halb so viele Kalorien wie Zucker, kann bei übermäßigem Verzehr aber abführend wirken. Aus diesem Grund findet dieser Stoff keine Verwendung in unseren Rezepten und Empfehlungen, da viele Menschen an einem Reizdarm leiden. Da wäre dieses Ersatzprodukt absolut ungeeignet. Wenn du also Zucker ohnehin umsichtig einsetzt, brauchst du definitiv keine Alternativen.

Die Fruchtzuckeraufnahme ist in den letzten 50 Jahren deutlich gestiegen.

### Fruktose: Versteckte Süße in Lebensmitteln

Im Supermarkt findet sich Fruchtzucker in Obst, Säften, Honig und Agavendicksaft. Auch Haushaltszucker enthält Fruchtzucker. Die Fruchtzuckeraufnahme ist in den letzten 50 Jahren deutlich gestiegen und das hat seinen Grund. Seit vielen Jahren wird in den USA aus Maisstärke high fructose corn sirup, kurz HFCS, hergestellt, ein Sirup, das auch Fruktose enthält und deutlich mehr süßt als Zucker. Auch bei uns hat sich dieser Sirup durchgesetzt und darf seit 2017 in Lebensmitteln eingesetzt werden.

Schlendere doch einmal durch die Reihen im Supermarkt und wirf einen Blick auf die Zutatenlisten. Dort findest du auf verarbeiteten Produkten sehr oft die Bezeichnung „Fruktose-Glukose-Sirup" oder auch „Glukose-Fruktose-Sirup". Die Bezeichnung hängt von der jeweiligen Zusammensetzung ab. Diese Art von Kohlenhydraten sind echte Dickmacher. Denn dieser zugesetzte Fruchtzucker wird über die Leber verstoffwechselt. Sie produziert daraus überwiegend Fett.

### Die richtige Kohlenhydratmenge

Zur richtigen Kohlenhydratmenge gibt es unterschiedliche Meinungen. Die DGE (Deutsche Gesellschaft für Ernährung) empfiehlt, täglich 50–55 % der täglichen Energie über Kohlenhydrate zu decken. Andere Institutionen kommen zu abweichenden Richtwerten, so empfiehlt das Schweizer Bundesamt für Lebensmittelsicherheit und Veterinärwesen 45–55 %. Studien legen außerdem den Schluss nahe, dass wir Menschen unterschiedlich gute Kohlenhydratverwerter sind. Das ergab eine aktuelle Untersuchung, die bei Personen, die das identische Essen bekamen, die körperliche Reaktion anhand des Blutzuckeranstieges, der Insulinantwort und der Blutfette maß. Das Ergebnis ist nicht wirklich verwunderlich: Menschen reagieren unterschiedlich auf die gleiche Nahrung. Denn natürlich hat diese Stoffwechselantwort etwas mit unseren Genen, mit (Vor-)Erkrankungen und dem Alter zu tun.

Die Low-Carb-Bewegung hat eine riesige Fangemeinde, die sich von der Tatsache, dass eine übermäßige Reduktion von Kohlenhydraten auch nicht gut für uns ist, nicht beindrucken lässt. Auf der anderen Seite gibt es Menschen, die übermäßigen Fettverzehr für das verbreitete Übergewicht verantwortlich machen und alles nur nach den Kalorien auslegen. Einigkeit gibt es nur in einem Punkt: Eine moderate Kohlenhydrataufnahme ist sinnvoll sowohl bei Übergewicht als auch bei Erkrankungen wie Diabetes mellitus Typ 2 oder auch einer Fettleber, von der mittlerweile über 40 % der Erwachsenen in Deutschland betroffen sind.

Eine moderate Kohlenhydrataufnahme ist sinnvoll bei Übergewicht und bestimmten Erkrankungen.

Hier eine Orientierung, welche Kohlenhydratmengen über den Tag verteilt sinnvoll sind:

- 3–5 EL (30–50 g) Haferflocken oder zuckerfreies Müsli
- 150–200 g Kartoffeln oder Süßkartoffeln
- 2 Scheiben Brot (ca. 80 g)

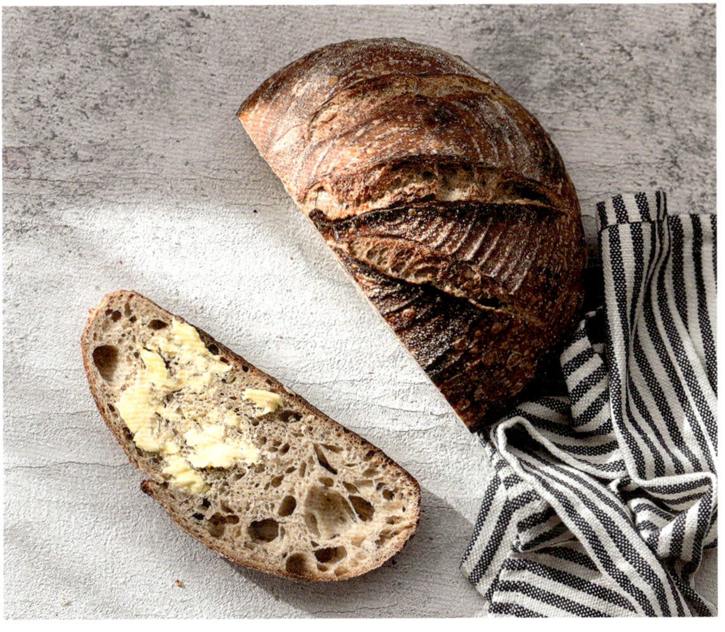

Brot wird oft zu unrecht verteufelt: Eine moderate Kohlenhydrataufnahme ist sinnvoll.

## Fette

Viele Menschen unterschätzen die Bedeutung von Fett beim Abnehmen. Es wird oft nur versucht einzusparen, weil Fett tatsächlich doppelt so viele Kalorien liefert wie Kohlenhydrate und Eiweiß, nämlich 9,3 kcal pro Gramm im Vergleich zu 4,1 kcal pro Gramm bei Kohlenhydraten und Eiweiß. Aber nicht umsonst wird Fett auch als essenzieller, also lebensnotwendiger Nährstoff bezeichnet.

Beim Abnehmen geht es vor allem um die enorme Sättigungswirkung von Fett und seine Eigenschaft, ein echter Heißhungerzähmer zu sein. Zum einen lässt Fett den Blutzuckerspiegel langsamer ansteigen, es sorgt also dafür, dass unser Körper nicht ständig extremen Blutzuckerschwankungen ausgesetzt ist. Kombiniert man also beim Frühstück die aufgenommenen Kohlenhydrate wie Brot, Haferflocken und Co., die den Blutzucker rasch ansteigen lassen, mit etwas mehr gesundem Fett, so steigt der Blutzucker langsamer an und fällt auch langsamer wieder ab. Denn immer, wenn der Blutzucker zu rasch abfällt, überfällt uns der Heißhunger. Das sind die Momente, wo wir beim Bäcker das süße Teilchen bestellen, obwohl wir doch eisern bleiben wollten.

Wir haben Schwierigkeiten, mit niedrigem Blutzucker standhaft zu bleiben, denn ursprünglich sollte uns dieser Mechanismus vor dem Verhungern schützen. In der Frühzeit der Menschheit war es wichtig, sich einzuverleiben, was man kriegen konnte, um nicht in den Unterzucker zu geraten oder schnell wieder herauszufinden. Heute sind wir zwar nicht mehr draußen unterwegs, um selbst unser Essen zu sammeln oder zu erjagen, der Mechanismus, der einst unser Überleben sicherte, funktioniert aber noch genauso. Wir sind einfach nicht für diesen Überfluss an Essen gemacht, der uns heute zur Verfügung steht.

> Fett lässt den Blutzuckerspiegel langsamer ansteigen und hat eine enorme Sättigungskraft.

Der zweite Effekt von Fetten ist ihre enorme Sättigungskraft. Das liegt vor allem daran, dass fettige Speisen unglaublich lange im Magen verweilen. Sicher hast du schon mal eine fettreiche

Speise gegessen, etwa einen guten Braten oder zu viel Käsefondue. Danach fühlt man sich so richtig vollgegessen, manchmal stößt einem noch stundenlang das Essen auf und man hat den sprichwörtlichen Stein im Bauch.

Fett verbleibt bis zu sechs Stunden im Magen, also viel länger als Kohlenhydrate oder Eiweiß. Außerdem erkennen Rezeptoren im Darm, dass Fett aufgenommen wurde, und schicken noch zusätzliche Sättigungssignale ans Gehirn. Du siehst: Fett darf beim Intervallfasten definitiv nicht fehlen, aber wie überall kommt es auch hier auf die richtige Menge und die richtige Auswahl an.

### Welche Nahrungsfette sind die richtigen?

So wie die Kohlenhydrate aus einzelnen Zuckerbausteinen bestehen, setzen sich Fette aus Fettsäuren zusammen. Bei diesen Fettsäuren gibt es wie bei den Kohlenhydraten große Unterschiede, denn nicht alle Fette sind gleichermaßen gesund.

Fette sind Träger von fettlöslichen Vitaminen (A, D, E und K) und natürlich auch von Geschmacks- und Aromastoffen. Essen schmeckt nun mal einfach besser, wenn auch genügend Fett enthalten ist. Fett bringt von Natur aus ein leckeres Aroma in Speisen.

Die Fettsäuren kann man grob gliedern in ungesättigte Fettsäuren aus Pflanzenölen, Fischen, Nüssen, Samen, Avocados etc. und die gesättigten Fettsäuren. Diese sind häufiger in tierischen Produkten wie Fleisch, Wurst, Milch und Milchprodukten und Käse enthalten. Sie können aber auch in pflanzlichen Produkten wie Kokosöl, Palmöl oder Ähnlichem vorkommen.

Grundsätzlich solltest du immer versuchen, die tierischen Fettquellen gering zu halten und viel auf pflanzliche Fettlieferanten zu setzen. Die folgende Übersicht kann dir dabei helfen.

Geeignete und ungeeignete Fette

| GEEIGNETE FETTQUELLEN – EMPFEHLENSWERT | WENIGER GEEIGNETE FETTQUELLEN – SPARSAM VERWENDEN |
|---|---|
| Rapsöl, Olivenöl, Walnussöl, Leinöl, Sojaöl, Kürbiskernöl | Butter, Palmfett, Kokosöl |
| Nüsse, Samen und Kerne<br>Nussmus ohne Zuckerzusatz | gesalzene Nüsse, Süßigkeiten<br>Nussmus mit Zuckerzusatz |
| Sauermilchprodukte, z. B. Naturjoghurt, Kefir, Dickmilch, Buttermilch, Magerquark oder Quark (20 % Fett)<br>natürlich gereifter Käse bis 45 % | Quark (40 % Fett), verarbeitete Cremespeise, Torten mit Sahne<br>verarbeitete Milchprodukte, z. B. Buttermilch mit zugesetztem Geschmack, Fruchtjoghurts, Fruchtquark<br>verarbeitete Käseprodukte, z. B. Schmelzkäse, Streichkäse, Käseimitat, Light-Frischkäse, Lightprodukte |
| mageres Fleisch, z. B. Hähnchenbrust, Putenbrust, Schweinefilet, Schweineminutensteaks, Rinderhackfleisch, Tatar zum Braten, Rindersteak, Rinderfilet<br>mageres Wildfleisch | fettes Fleisch, zu viele Wurstwaren |
| fettreicher Seefisch, z. B. Hering, Lachs, Makrele, Thunfisch | panierte Fischprodukte, fertige Fischsalate |
| Avocado | fertige Avocadocremes, Gemüseaufstriche mit viel Sonnenblumenöl |

Das hochwertigste Öl ist nutzlos, wenn man es falsch einsetzt.

## Auf gute Öle kommt es an

Auch unter den ungesättigten Fettsäuren gibt es bessere und weniger gute Alternativen. So kommt es bei den Ölen nicht nur auf die Auswahl an, sondern auch auf den richtigen Einsatz. Denn das hochwertigste Öl ist nutzlos, wenn man es falsch einsetzt und wichtige Fettsäuren zerstört werden.

Gesundheitsförderliche Öle wie Rapsöl, Olivenöl, Walnussöl, Leinöl und Sojaöl sollten täglich Einsatz in deiner Küche finden. Sie haben ein günstiges Fettsäuremuster, also ein gutes Verhältnis von gesundheitsförderlichen zu gesundheitsschädigenden Fettsäuren und wirken zu einem kleinen Teil auch entzündungshemmend, sind wichtig für unser Gehirn und gut für unsere Blutgefäße. Raffiniertes Rapsöl und Sojaöl kannst du heiß erhitzen und darin bedenkenlos ein Stück Fleisch oder Fisch anbraten. Es darf natürlich auch mal Butterschmalz sein oder auch ein Kokosöl zu asiatischen Speisen, weil auch dieses sehr hoch erhitzt werden kann. Es sollte nur nicht dein tägliches Bratmittel sein. Der Schlüssel ist immer die gute Balance.

Olivenöl eignet sich für die Zubereitung bei mittleren Temperaturen, der Herd sollte dabei maximal zu zwei Dritteln erhitzt werden. Man kann es also zum leichten Andünsten und schonenden Anbraten einsetzen oder kalt in Salaten, Dips oder Aufstrichen. Das hochwertigste Olivenöl ist nutzlos, wenn es zu stark erhitzt wird, denn es können gesundheitsschädliche Transfettsäuren entstehen. Leinöl und Walnussöl hingegen solltest du nur kalt verwenden.

Du bist optimal mit allen Fettsäuren versorgt, wenn du drei bis vier unterschiedliche Öle einsetzt. So nimmst du ein breites Spektrum an unterschiedlichen Fettsäuren zu dir. Pro Tag solltest du ein bis zwei Esslöffel Öl verzehren. Häufig erleben wir, dass an Öl gespart wird, um Kalorien einzusparen. Das ist absolut nicht zu empfehlen, ganz im Gegenteil: Eine eher mediterrane Kost mit ausreichenden hochwertigen Ölen gilt als besonders gesundheitsförderlich für Herz-Kreislauf-Erkrankungen. Das kann ein Esslöffel Leinöl in deinem Quark oder Joghurt sein und ein großzügiger Esslöffel Öl pro Person zum Kochen. So stellst du sicher, dass dein Körper perfekt mit den guten Fettsäuren aus den Ölen versorgt ist, die deine Sättigung erhöhen und deine Blutgefäße unterstützen.

## Nüsse dürfen nicht fehlen

In unseren Beratungen erleben wir häufig, dass auf Nüsse und Samen verzichtet wird. Denn der Blick auf die Nährwerte verrät: Auf 100 g versammeln sich schon mal 600–700 kcal. Grund genug für viele Menschen, davon Abstand zu nehmen. Aber: Nüsse helfen beim Abnehmen!

Zu diesem Ergebnis kam eine Gruppe von Wissenschaftlern. Untersucht wurden über 373.000 Menschen über einen Zeitraum von fünf Jahren. Verglichen wurden Teilnehmer, die regelmäßig Nüsse aßen, mit Probanden, die keine Nüsse aßen. Das Ergebnis der Studie: Wer regelmäßig Nüsse zu sich nahm, hatte tendenziell weniger an Gewicht zugenommen, einige sogar abgenommen. Zudem zeigten sie ein um 5 % geringeres Risiko, ein Übergewicht zu entwickeln.

Nüsse und Samen liefern viele Nährstoffe: ungesättigte Fettsäuren, Eiweiße, B-Vitamine, Kalium und Magnesium.

Woher dieser Effekt kommt, ist noch nicht ganz klar. Aber Fakt ist: Nüsse und Samen liefern extrem viele Nährstoffe, z. B. ungesättigte Fettsäuren, Eiweiße, B-Vitamine, Kalium und Magnesium. Das könnte helfen, den Nährstoffhunger unseres Körpers zu stillen, und dazu kommt natürlich noch der bereits beschriebene Effekt einer besseren und längeren Sättigung und weniger Heißhunger. Nüsse sind also der perfekte Snack für zwischendurch. Da sie kaum Kohlenhydrate enthalten, wirken sie sich auch kaum auf den Blutzuckerspiegel aus, sodass sie die Fettverbrennung nicht blockieren.

## Die richtige Fettmenge

Sollte es jetzt eher fettarm oder fettreich zum Abnehmen sein? Die DGE empfiehlt, 30 % der gesamten Kalorienzufuhr über Fette zu decken. Wir empfehlen einen Anteil von 30–40 %, da sich in vielen Studien eine höhere Fettaufnahme mit hochwertigen Fettquellen als sinnvoll zum Abnehmen erwiesen hat. Eine höhere Fettaufnahme vor allem mit gesunden Fetten führt zu einer besseren Sättigung und kann so helfen. Heißhunger zu reduzieren.

Im Schnitt kann man sagen, dass Frauen eine Fettaufnahme zwischen 60 und 80 g pro Tag und Männer zwischen 80 und 100 g einbauen können. Die folgende Tabelle gibt dir einen kleinen Überblick über gesunde Fettquellen.

**Gesunde Fettquellen**

| PORTIONSGRÖSSE | FETTANTEIL |
|---|---|
| 40 g Cashewkerne | 20 g |
| 150 g griechischer Joghurt | 15 g |
| 1 EL Öl | 12 g |
| 120 g Makrele | 12 g |
| 20 g Kürbiskerne | 9 g |
| 30 g (1 Scheibe) Käse, 45 % Fett | 8 g |
| 50 g geräucherter Lachs | 6 g |
| ½ Avocado | 5 g |
| 150 g Naturjoghurt, 1,8 % Fett | 2,7 g |
| 120 g Thunfisch | 1,5 g |
| 30 g Putenbrust | 1 g |
| 30 g gekochter Schinken | 1 g |

Eine gute Zusammenstellung an täglichen Fettsäuren könnte folgendermaßen aussehen:

- 2 EL Öl = 28 g Fett
- 40 g Cashewkerne = 20 g Fett
- 20 g Kürbiskerne = 9 g Fett
- 30 g Käse, 45 % Fett = 8 g Fett
- 50 g geräucherter Lachs = 6 g Fett
- **Gesamtfett = 71 g Fett**

So ist der tägliche Bedarf an Fett auch mal ganz schnell gedeckt. Leider enthalten unsere Lebensmittel noch viele weitere versteckte Fette in Süßigkeiten, Aufstrichen, Kuchen, Saucen und vielen anderen Produkten. So überschreiten die meisten Menschen, die in unsere Beratungen kommen, doch erheblich ihren Fettbedarf. Du solltest also mehr darauf achten, deinen Fettbedarf vor allem mit gesunden Fetten aus Ölen, Nüssen, Samen oder Fisch zu decken – aber natürlich sollte auch immer noch Platz für Leckereien sein, damit der Genuss beim Abnehmen nicht auf der Strecke bleibt. Die Balance ist wie immer der Schlüssel.

Decke deinen Fettbedarf vor allem mit gesunden Fetten aus Ölen, Nüssen, Samen oder Fisch.

Außerdem solltest du unbedingt dafür sorgen, dein tägliches Fett in allen Mahlzeiten ausgewogen einzubauen. So hast du über den ganzen Tag eine angenehme Sättigung. Wenn schon dein Frühstück sehr fettarm startet, weil du Kalorien sparen willst, kommt der Fehler am Abend in Form von Heißhunger auf den Teller. Deswegen sollte schon morgens eine gute Portion Fett dabei sein: in Müslis in Form von Nüssen, bei Brotzeit kann es ein Saatenbrot mit leckeren Nüssen sein oder auch ein fettreicher Quark als Grundlage unter der Marmelade.

## Eiweiß

Eiweiße sind ein wichtiger Faktor beim Abnehmen, so auch beim Intervallfasten.

Eiweiße werden auch als Proteine bezeichnet. Sie sind ein wichtiger Faktor beim Abnehmen und sollten auch beim Intervallfasten in der richtigen Menge eingesetzt werden. Eiweiße bestehen aus Aminosäuren. Insgesamt gibt es 20 Aminosäuren, davon sind neun unentbehrlich, müssen also mit unserer Nahrung aufgenommen werden. Die restlichen elf kann unser Körper selbst herstellen, wenn sie gebraucht werden. Schon an diesem Prozess wird klar, wie wichtig Eiweiß für unseren Körper ist und wie zwingend notwendig es ist, dass wir uns gut damit versorgen.

Eiweiß hat wichtige Funktionen in unserem Stoffwechsel. Es dient als Strukturprotein, Transportprotein oder immunaktives

Protein, außerdem dient es dem Bau von Enzymen und Hormonen, ist also ein absolut unentbehrlicher Baustein für unseren Körper. Viele denken beim Thema Eiweiß an Fleisch, Fisch und Eier, also vor allem tierische Lebensmittel. Aber es rücken immer mehr die veganen Eiweißquellen in den Vordergrund.

#### Tierisches vs. pflanzliches Eiweiß

Im Aufbau bestehen beide Eiweißquellen aus den gleichen Aminosäuren, nur die Zusammenstellungen sind etwas unterschiedlich. Tierische Proteine weisen mehr von den Aminosäuren Methionin und Cystein auf, dafür enthalten pflanzliche Proteine mehr Arginin. Die Struktur von tierischen Eiweißquellen ist somit mit ihrer Aminosäurezusammensetzung unseren körpereigenen Eiweißen ähnlicher und dadurch für uns einfacher und effektiver zu verwerten.

In der Sporternährung wird tierisches Protein in den meisten Fällen zum Muskelaufbau bevorzugt, wohingegen das pflanzliche Protein vor allem für die Regeneration der Muskulatur nach einem harten Training oder einem Wettkampf von Bedeutung ist. Die Verstoffwechselung von Eiweiß ist für unseren Körper sehr aufwendig, dabei ist tierisches Protein umfangreicher verfügbar als pflanzliches Protein.

Insgesamt nehmen wir aber nie die Menge an Eiweiß auch wirklich in unseren Körper auf, die wir zu uns nehmen. Es gibt immer einen Verlust bei der Aufnahme. Diese ist bei pflanzlichen Proteinen meistens etwas höher, sodass Experten raten, bei einer reinen veganen Ernährung den Eiweißanteil um 10–20 % zu erhöhen. Dabei können auch schonende Erhitzungsverfahren die Verfügbarkeit der Proteine verbessern.

Eine Mischung aus pflanzlichen und tierischen Proteinen ist für unseren Organismus besonders gut verfügbar und effizient. Dabei sollte die Aufnahme an pflanzlichen Eiweißlieferanten leicht gegenüber den tierischen Quellen überwiegen. Pflanzliche

Eiweiße werden zwar weniger gut aufgenommen, sie bringen jedoch viele gesundheitsförderliche Komponenten mit sich wie Mineralstoffe und Ballaststoffe.

### Warum ist Eiweiß zum Abnehmen wichtig?

Thermogenese nennt sich die Wärmebildung unseres Körpers bei der Verstoffwechselung von Nahrung. Dabei unterscheiden sich unsere Hauptnährstoffe erheblich: 2–3 % der Fette, 5–8 % der Kohlenhydrate und ganze 20–30 % des Eiweißes werden beim Verstoffwechseln in Wärme umgewandelt. 7–13 % der Kalorienverbrennung macht der thermogenetische Effekt aus. Vereinfacht ausgedrückt: Wer seine Eiweißaufnahme erhöht, erhöht auch seinen Kalorienverbrauch.

> Wer seine Eiweißaufnahme erhöht, erhöht auch seinen Kalorienverbrauch.

Nicht immer hilft viel dabei auch viel. Unser Körper kann pro Mahlzeit maximal etwa zwischen 20 und 30 g Eiweiß aufnehmen. Im Netz finden wir zwar massig High-Protein-Rezepte mit 40 oder gar 50 g Eiweiß, aber das bringt leider nichts. Der Schlüssel bei der Eiweißaufnahme ist eine kontinuierliche Aufnahme, verteilt über mindestens drei Mahlzeiten pro Tag. Und hier liegt oft ein Problem beim Intervallfasten, da nur zweimal gegessen wird. Daher gilt: Ganz bewusst eiweißreiche Mahlzeiten planen.

### Die richtige Eiweißmenge

Die DGE rät zu einer Eiweißmenge von 0,8 g pro Kilogramm Körpergewicht, das entspricht etwa 15 % des Tagesbedarfs der gesamten Kalorienaufnahme. Die DGE unterscheidet dabei aber nicht, wie aktiv ein Mensch ist, lediglich ältere Menschen und Schwangere bzw. Stillende sollten eine leichte Anpassung des Eiweißbedarfs vornehmen.

Andere Institutionen empfehlen deutlich höhere Eiweißmengen. Das Deutsche Institut für Sporternährung e.V. geht von einem Eiweißbedarf von 1,4–1,6 g pro Kilogramm Körpergewicht aus, jedoch bei regelmäßigem Sport. Viele Wissenschaftler empfehlen eine Eiweißmenge um die 20–25 % der Tageskalorien. Bei dieser Verteilung überwiegen die positiven Effekte der höheren Eiweißaufnahme. Eine gute Mitte scheint eine Eiweißmenge von ca. 1–1,4 g pro Kilogramm Körpergewicht.

Wichtig bei der Berechnung deiner richtigen Eiweißmenge ist der Ausgangpunkt vom individuellen Gewicht. Für eine schnelle Einstufung findest du hier eine Übersicht, welche Menge an Eiweiß pro Tag sinnvoll ist bei einer Verteilung von 20–25 % der Gesamtenergie für Erwachsene bei durchschnittlicher Bewegung im Alltag und regelmäßigem Sport.

**Kalorien- und Eiweißbedarf und Körpergröße**

| KÖRPERGRÖSSE | KALORIEN-/EIWEISS-BEDARF BEI FRAUEN | KALORIEN-/EIWEISS-BEDARF BEI MÄNNERN |
|---|---|---|
| 1,55–1,60 m | 1800 kcal/88–110 g | 2400 kcal/120–150 g |
| 1,60–1,65 m | 1900 kcal/93-116 g | 2600 kcal/127-159 g |
| 1,65–1,70 m | 2000 kcal/100–125 g | 2700 kcal/135–169 g |
| 1,70–1,75 m | 2100 kcal/105–131 g | 2900 kcal/145–181 g |
| 1,80–1,85 m | 2300 kcal/115–144 g | 3200 kcal/160–200 g |

Hier eine Orientierung, welche Eiweißmenge über den Tag sinnvoll sein könnte:

- 150 g Magerquark
- 150 g Fisch oder Fleisch
- 30 g Mandeln
- 150 g gekochte Kichererbsen oder Hülsenfrüchtenudeln

## Mikronährstoffe

> Nur ein gesunder, mit Nährstoffen gut versorgter Körper kann wirklich erfolgreich für uns arbeiten.

Neben den Hauptnährstoffen Eiweiß, Kohlenhydraten und Fett spielen natürlich auch die Mikronährstoffe, also Vitamine, Mineralstoffe und Spurenelemente, eine wichtige Rolle. Denn viele Menschen zählen zum Abnehmen nur Kalorien, was viele jedoch nicht bedenken: Nur ein gesunder, mit Nährstoffen gut versorgter Körper kann wirklich erfolgreich für uns arbeiten und hat einen guten Stoffwechsel.

Aber wie weißt du, ob du mit allen Nährstoffen gut versorgt bist und dein Körper wirklich alle Vitamine und Mineralstoffe bekommt? Aufs Komma genau kann man das natürlich nie wissen, aber eine ausreichende Versorgung über die Ernährung mit abwechslungsreichen und nahrhaften Lebensmitteln ist schon mal eine gute Grundlage.

### Gut versorgt mit nahrhaften Lebensmitteln

Hauptlieferanten für Mikronährstoffe sind Gemüse, Obst, Nüsse, Kerne, Samen sowie Fleisch und Milchprodukte. Wenn du dir ein paar wenige Dinge zum täglichen Ritual machst, kannst du sicher sein, dass dein Körper gut versorgt ist. So kannst du dich beispielsweise an eine Gemüsemenge von mindestens 400 g halten. Die ist schnell erreicht, wenn du mittags und abends eine Portion Gemüse einbaust.

Damit du eine Vorstellung von der Menge bekommst: Eine große Paprika mit ca. 150–200 g kombiniert mit ca. 15 cm Gurke ergibt bereits 400 g Gemüse. Klingt machbar, oder? Ein einfacher Trick ist es auch, sich bereits am Abend oder morgens die Gemüsemenge rauszulegen und dafür zu sorgen, dass alles über den Tag gegessen wird.

> Für Obst gilt wie auch beim Eiweiß: Viel hilft nicht unbedingt viel.

Für Obst gilt wie auch beim Eiweiß: Viel hilft nicht unbedingt viel. Die offizielle Empfehlung für Obst laut DGE beträgt nur ca. 250 g pro Tag für Erwachsene, da es neben tollen Nährstoffen wie

Ballaststoffen, Vitaminen und sekundären Pflanzenstoffen auch einiges an Fruchtzucker enthält. Und gerade der Fruchtzucker hat eine besondere Rolle in unserem Stoffwechsel. Er wird über die Leber verstoffwechselt, und nur ein kleiner Teil des Fruchtzuckers kann in Energie umgewandelt werden, die überwiegende Menge geht in die Produktion von Fett. Dieses Fett wird dann in unseren Fettdepots oder auch in der Leber eingelagert. 250 g könnten beispielsweise ein Apfel und eine große Handvoll Erdbeeren sein oder auch eine Banane und ein Pfirsich. Große Mengen Obstsalat am Abend sind also nicht unbedingt das Richtige, wenn du das Ziel hast abzunehmen.

Abraten würden wir definitiv von fertigen Smoothies. Diese Säfte enthalten eine enorm große Menge an flüssigem Zucker, der in kürzester Zeit in den Darm gelangt. Dort ernähren sich vor allen die ungünstigen Bakterien davon und breiten sich verstärkt aus. Das verdrängt automatisch die günstigen Darmbakterien und es kann ein Ungleichgewicht der Bakterien entstehen. Bei einigen Klientinnen und Klienten, die uns wegen ungeklärter Magen-Darm-Beschwerden aufsuchen, stellt sich nicht selten im ersten Anamnesegespräch heraus, dass sie unter anderem zu viele Fruchtsäfte oder Smoothies trinken. Oft ist das zwar nicht der einzige Auslöser für derartige Probleme, aber immer wieder ein Faktor.

Ein weiterer wichtiger Faktor für deine Nährstoffversorgung sind Vollkornprodukte, Nüsse, Samen und Kerne. Auch diese sollten täglich auf deinem Speiseplan stehen, wenn du deine Nährstoffe decken willst. Als Vollkornprodukt eigenen sich perfekt Haferflocken. Mit ihnen kannst du ein leckeres Frühstück wie Porridge oder Over-Night-Oats zaubern oder leckere Kekse als Snack. Es muss übrigens nicht immer Vollkornbrot sein, auch ein Mischbrot reicht mal aus. Ebenfalls sehr sinnvoll ist der tägliche Einsatz von Nüssen, Samen oder Kernen. Sie sind unglaublich nährstoffreich und können als Topping auf dem Müsli oder als knackige Komponente auf dem Salat dienen.

## Nahrungsergänzungsmittel

Oft wird uns gerade im Bereich Gesundheit und Abnehmen vermittelt: Wir brauchen Nahrungsergänzungsmittel. Der Markt der Nahrungsergänzungsmittel ist einer der am meisten wachsenden Märkte überhaupt, 2020 lag der Umsatz bei 1,35 Milliarden Euro. Klar, dass bei diesen Summen die Industrie und auch viele Influencer auf den sozialen Kanälen ein Stück von diesem üppigen Kuchen abhaben wollen. Tatsächlich gibt es besondere Gruppen, die auf Nahrungsergänzungsmittel angewiesen sein könnten. Das sind vor allem Schwangere, Stillende, ältere Menschen und Personen, die sich vegan ernähren. Aber was ist wirklich notwendig und worauf können wir klar verzichten?

> Die am häufigsten gekauften Nahrungsergänzungsmittel sind Vitamin C, Multivitaminpräparate, Vitamin A, B12 und D.

Die am häufigsten gekauften Nahrungsergänzungsmittel sind Vitamin C, Multivitaminpräparate, Vitamin A, B12 und D. „Vitaminmangel und dadurch bedingte Krankheiten kommen in Deutschland sehr selten vor“ gibt die DGE 2012 in einer Stellungnahme an. Im Weiteren heißt es, nur weil ein Referenzwert unterschritten sei, bestehe nicht automatisch ein Mangel. Abweichungen sind mit einer mathematischen Normalverteilung beschrieben, die etwa 95 % der Bevölkerung beschreiben. Das bedeutet, auch wenn Personen mal einen Wert unterschreiten, müssen sie nicht notwendigerweise Erkrankungen ausbilden, sondern können gesund sein.

Warum dann dieser Hype um Nahrungsergänzungsmittel? Wir Menschen suchen oft einfache Erklärungen und Wege, Krankheiten oder Gefahren abzuwenden. So sind wir oft empfänglich für schnelle Lösungen und da kommen „Wunderpillen“ gerade recht. Und tatsächlich spüren wir in vielen Fällen eine scheinbare Verbesserung. Wenn wir viele Vitamine zu uns nehmen, kann das subjektiv nach einigen Wochen unsere Müdigkeit verringern, Haare und Nägel besser wachsen lassen, aber gerade Vitamin A steht bei Menschen, die rauchen, im Verdacht, das Krebsrisiko zu erhöhen. Bei einer Überversorgung kann der Körper zwar wasserlösliche Vitamine über den Urin ausscheiden, doch wasserunlösliche Vitamine wie A, D, E und K kann er nicht einfach wieder loswerden.

Leider wissen wir heute noch nicht abschließend, was diese Stoffe bewirken, wenn wir zu viel davon in synthetischer Form zu uns nehmen. Und so bleibt die sicherste und beste Empfehlung, hochwertige Lebensmittel zu verwenden, ausreichend Gemüse und Obst zu essen, auf Vollkornprodukte zu setzen und täglich Nüsse und Sauermilchprodukte zu sich zu nehmen, um wirklich gut versorgt zu sein.

**Wenn Vitamine nachweislich fehlen**

Wenn Vitamine fehlen, dann sind es am häufigsten Vitamin D und Vitamin B12. Vitamin D ist auch als Sonnenvitamin bekannt. Es wird überwiegend über die Haut gebildet. Dafür benötigt sie Sonneneinstrahlung. Allerdings ist in unseren Breiten die Sonneneinstrahlung zwischen September und März nicht optimal, als dass die Haut genug davon produzieren könnte. So ist es hierzulande häufig normal, dass im Winter geringere Spiegel herrschen – was nicht automatisch bedeutet, dass ein Mangel vorliegt. So mancher Mediziner empfiehlt, bei Unterschreiten der vorgegebenen Vitamin-D-Werte ein Nahrungsergänzungsmittel einzusetzen, während andere davon abraten und bei Schwankungen im Winter keinerlei Zusätze empfehlen, wenn nicht Symptome oder Erkrankungen wie Osteoporose vorliegen.

Supplemente für Vitamin D werden vor allem älteren Menschen empfohlen, die ein höheres Risiko für Knochenfrakturen haben, sowie Menschen, die kaum am Tageslicht sind, sowie Personen mit Osteoporose. Da Vitamin D zu den fettlöslichen Vitaminen zählt und bei einer Überdosierung nicht ausgeschieden werden kann, sollte man sich bei der Dosierung am aktuellen Blutspiegel orientieren und nach einiger Zeit den Status erneut bestimmen lassen.

Bei der Laborbestimmung immer „Freies 25 (OH), Vitamin D (ELISA)" bestimmen lassen.

Bei der Laborbestimmung von Vitamin B12 und Magnesium immer „Holotranscobalamin (Holo-TC)" bestimmen lassen.

B12 ist häufiger bei Schwangeren, älteren Menschen sowie Vegetariern und Veganern verringert. Vitamin B12 kommt überwiegend in tierischen Lebensmitteln vor, was eine schwierige Versorgungslage darstellt, wenn auf eine vegetarische oder vegane Ernährung gesetzt wird. Aber auch das lässt sich nicht verallgemeinern. Wir haben immer wieder Veganer in unserer Ernährungspraxis, die keinerlei Hinweise auf Vitaminmängel aufweisen und deren Blutergebnisse ebenfalls optimal sind. Denn der Körper kann sich auf das Angebot auch einstellen und seine Aufnahme anpassen. Außerdem wird Vitamin B12 im Körper über mehrere Jahre gespeichert, so dass ein Mangel erst nach Jahren auftreten kann.

Die Ernährung spiegelt also nicht immer automatisch den Versorgungsstatus. Auch hier kannst du sehen: Viel hilft nicht immer viel, und vor allem von Multivitaminpräparaten, die einfach mal pauschal eingeworfen werden, ist absolut abzuraten. Es stehen ein paar Vitamine im Verdacht, das Krebsrisiko zu erhöhen, doch müssen wir hier weitere Studien abwarten, bis sich klärt, welche Vitamine als Nahrungsergänzung wirklich unbedenklich aufgenommen werden können. Aktuell können wir nichts mit letzter Sicherheit empfehlen.

Im Bereich der Mineralstoffe sind vor allem Magnesium und Kalzium die Umsatzbringer. Magnesium wird vor allem im Sportbereich vermehrt eingenommen, Kalzium bei Osteoporose. Diese Mineralstoffe werden oft als unbedenklich bei einer Überdosierung verkauft, tatsächlich kann beispielsweise eine zu hohe Kalziumaufnahme aber das Arterioskleroserisiko erhöhen. Auch hier gilt: Wer sich ausgewogen und sinnvoll ernährt, kann seinen Bedarf ausreichend decken.

## Regionalität und Saisonalität

Immer wieder wird behauptet, dass unsere Lebensmittel heutzutage weniger Nährstoffe enthalten. Das stimmt nur teilweise. Bei Untersuchungen fand man heraus, dass Obst und Gemüse, das aktuell in unserem Land keine Saison hat und aus dem Ausland importiert wird – wie beispielsweise Tomaten aus Treibhäusern im Winter –, tatsächlich deutlich niedrigere Nährstoffmengen ausweist, wenn man sie mit einer Biotomate aus Deutschland im Sommer vergleicht. Es macht also durchaus einen großen Unterschied, ob man auf die Regionalität und Saisonalität wert legt. Je mehr wir darauf achten, umso nährstoffreicher ist auch das Obst und Gemüse, das wir zu uns nehmen.

Je regionaler und saisonaler, desto nährstoffreicher ist das Obst und Gemüse, das wir zu uns nehmen.

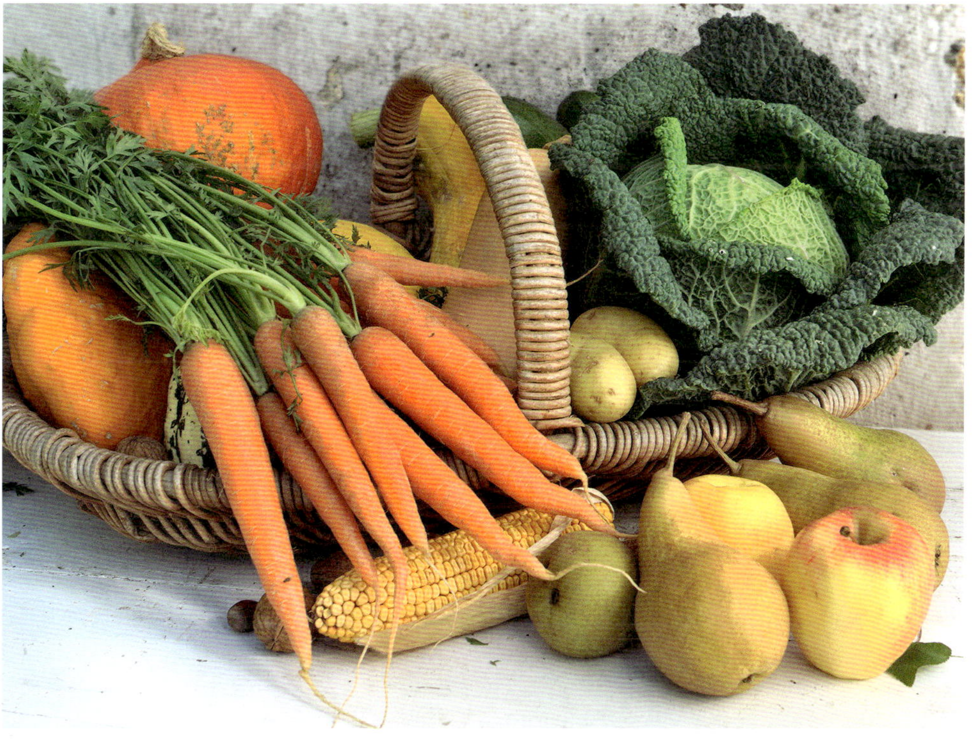

# Tierische Produkte unter der Lupe

## Ist Milch wirklich so ungesund?

Naturjoghurt, Dickmilch, Sauermilch und Co. wirken sich positiv auf die Bakterienbesiedlung im Darm aus.

Die Studienlage dazu ist relativ eindeutig: Der Mensch braucht keine pure Milch, aber daraus hergestellte Produkte, Sauermilchprodukte wie Naturjoghurt, Dickmilch, Sauermilch und Co. sind echte Gesundheitsförderer. Das liegt vor allem an ihrem positiven Effekt auf die Darmgesundheit. Denn diese Produkte enthalten Milchsäurebakterien, eine Bakteriengruppe, die sich positiv auf das Mikrobiom, die Bakterienbesiedlung im Darm auswirkt.

Heute wissen wir, dass viele Erkrankungen auch über den Darm ausgelöst werden. Unsere veränderte Ernährungsweise mit weniger Ballaststoffen, mehr verarbeiteten Lebensmitteln und immer weniger Gemüse wirkt sich ungünstig auf den Darm aus und fördert vermutlich die Entstehung vieler Krankheiten.

Verschiedene Studien zeigen, dass wir von Milchsäurebakterien stark profitieren. So gab es eine kleine Studie mit Mäusen, die nachgewiesen hat, dass diese Bakterien Bauchfett verringern und den Alterungsprozess verlangsamen. Diese Effekte wurden bisher nicht in repräsentativen Studien bestätigt, aber sicherlich lüften sich in den nächsten Jahren einige Geheimnisse, die sich in unserem Darmmikrobiom verstecken.

Nach unserer Einschätzung sollten also natürliche Sauermilchprodukte wie Naturjoghurt, Quark oder vor allem auch griechischer Joghurt Einsatz in deiner Ernährung finden. Wer keine Milchprodukte essen möchte, kann genauso gut vegane Alternativen wählen, die häufig mit Bakterienkulturen versehen werden, um die Darmflora zu unterstützen. Bei veganen Alternativen solltest du allerdings einen Blick auf die Zutatenliste werfen. Es gibt sehr gute Produkte ohne Zusatzstoffe, aber es gibt auch Produkte, die einem Chemielabor ähneln.

## Fleisch oder lieber vegan?

Beide Ernährungsweisen haben Vor- und Nachteile. Wissenschaftlich klar ist: Wir stammen von Fleischessern ab und einige Nährstoffe wie beispielsweise Eisen oder Vitamin B12 sind für uns besonders gut verfügbar, wenn sie aus tierischen Lebensmitteln stammen. Die Mengen, die für uns gut sind, werden allerdings häufig extrem überschritten. Empfehlenswert sind 300–600 g pro Woche. Diese Mengen decken viele Menschen bereits innerhalb zwei Tagen. Zu der empfohlenen Menge addieren sich zudem noch Wurstwaren. So kommen bei einigen Menschen über die Woche hohe Mengen an Fleisch und Wurst zusammen. Dann wird Fleisch natürlich absolut ungesund.

Prinzipiell wissen wir, dass wir unseren Nährstoffbedarf mit allen Ernährungsformen, egal ob Fleischesser, Vegetarier oder Veganer, decken können. Dennoch gilt: Wenn man eine einseitige Ernährungsform pflegt und viele Nahrungsmittel meidet oder meiden muss, sollte man immer wieder prüfen lassen, ob Blutwerte und Nährstoffbilanz noch stimmen. Denn nicht selten kommen Menschen in unsere Praxis, die einen Nährstoffmangel aufweisen, weil sie sich vor ihrer Essensumstellung nicht mit einem möglichen Nährstoffdefizit beschäftigt haben.

> Wenn man eine einseitige Ernährungsform pflegt bzw. pflegen muss, sollte man immer wieder prüfen, ob Blutwerte und Nährstoffbilanz noch stimmen.

Fleisch von Weidetieren, die möglichst lange Zeit im Jahr freien Auslauf hatten und vor allem natürliches Gras statt reines Getreidefutter fressen, weisen eine hochwertigere Zusammensetzung ihrer Fettsäuren im Fleisch auf. Tatsächlich hat dieses Fleisch auch einen Anteil an Omega-3-Fettsäuren. Es macht also durchaus Sinn, hochwertiges Fleisch in Bioqualität von freilaufenden Tieren zu kaufen und dafür dann einfach weniger. Das dient nicht nur der Umwelt und dem Tierwohl, sondern ist auch für deine Gesundheit deutlich günstiger.

### Fisch, wenn ja, wie viel?

Tatsächlich liegt hier eine ziemlich genaue Empfehlung vor: Wir sind relativ gut versorgt, wenn wir mindestens 300 g Fisch pro Woche zu uns nehmen. Dabei sind, anders als beim Fleisch, vor allem auch fette Fische aus dem Meer empfehlenswert. Wir sind auf die sogenannten marinen Fettsäuren EPA und DHA angewiesen. Das gute Fett im Fisch sorgt für eine anhaltende Sättigung, aber auch die übrigen wertvollen Nährstoffe wirken sich positiv auf die Gesundheit aus. Fisch ist also alles in allem ein absolut sinnvolles Nahrungsmittel, das du gern häufiger in deinen Speiseplan aufnehmen darfst, denn ganz oft stellen wir in unseren Beratungen fest, dass teilweise wochenlang keinerlei Fisch gegessen wird.

Heimischer Fisch ist Fleisch immer vorzuziehen.

Etwas Vorsicht geboten ist bei Thunfisch. Er ist wegen seiner Schwermetallbelastung umstritten und sollte nicht permanent auf dem Speiseplan stehen. Auch aus ökologischen Gründen ist er nicht Fischempfehlung Nummer eins. Die Belastung mit Schwermetallen, die Überfischung der Meere, die Belastung der Meere mit Plastik durch Fischfang und viele weitere Aspekte sind wichtige Gründe dafür, bei der Auswahl des richtigen Fisches sorgfältig vorzugehen und Produkte aus nachhaltigen Fischereien bzw. Aquakulturen zu wählen.

## Die richtigen Getränke

„Ich glaube, ich trinke viel zu wenig“ hören wir sehr oft in unseren Beratungen. Doch stimmt das wirklich und wie viel sollte man an Flüssigkeit zu sich nehmen? Eine einfache Rechenformel lautet: 30 ml pro Kilogramm Körpergewicht. Bei 60 Kilo entspricht das einer Flüssigkeitsaufnahme von 1,8 Litern. Dabei können bei einer gesunden Ernährung mit viel Obst und Gemüse ca. 200–300 ml durch frische Lebensmittel gedeckt werden. Somit müssten nur noch 1,5 Liter an Flüssigkeit aufgenommen werden.

Wichtiger als die exakte Flüssigkeitsmenge ist es, die Flüssigkeit über den Tag zu verteilen. Denn unglaublich viele Stoffwechselprozesse in unserem Organismus sind an die Verfügbarkeit von Flüssigkeit gekoppelt. Es ist sicher kein Geheimnis, dass vor allem pures Wasser unsere Grundnahrung sein sollte. Wasser ist und bleibt unser Lebenselixier, das einzige richtige Nahrungsergänzungsmittel, das wir zu uns nehmen sollten.

### Kaffee in Maßen

Aber wie steht es um den Kaffee? In Studien scheint vor allem der Filterkaffee gut abzuschneiden. Er darf zur täglichen Flüssigkeit gerechnet werden, sollte aber in normalen Mengen von täglich zwei bis drei Tassen aufgenommen werden. Die enthaltenen Stoffe scheinen Studien zufolge eine positive Wirkung auf die Blutfette zu haben. Dieser Effekt sollte allerdings auch nicht überbewertet werden. Es gilt weiterhin: Kaffee in Maßen, denn auch das enthaltene Koffein führt zu einer Ausschüttung des Stresshormons Cortisol, was wiederum eine ungünstige Fetteinlagerung am Bauch fördert. Wie so oft gilt auch hier: Die Dosis macht das Gift.

### Rote Karte für Softdrinks, Säfte, Lightdrinks

Absolut abzuraten ist von kalorienhaltigen Getränken wie Softdrinks und auch Säften. Zum einen können flüssige Nahrungsmittel keine große Sättigungswirkung auslösen. Das bedeutet, du nimmst zwar ordentlich Kalorien durch diese Getränke auf, verspürst aber keine Sättigung, isst also trotzdem genauso weiter, wie du es ohne diese Getränke tun würdest. Vor allem im Kindes- und Jugendalter sind kalorienhaltige Getränke ein wichtiger Faktor bei der Entstehung von Übergewicht. Dabei kommen leider auch Fruchtsäfte nicht viel besser weg: Mit Zuckergehalten von über 10 g pro 100 ml liefern sie ordentlich viel Zucker und stehen damit Obstsäften nicht viel nach. So summieren sich über den Tag ordentliche Zuckermengen.

**Einer der Nachteile zuckerhaltiger Getränke: Sie sind Futter für die schlechten Darmbakterien.**

Ein weiterer Nachteil zuckerhaltiger Getränke: Sie sind Futter für die schlechten Darmbakterien. Auch über den Darm und vor allem über die Darmbakterien, das sogenannte Mikrobiom, wissen wir noch nicht wirklich viel. Aber klar ist: Die schlechten Bakterien werden durch Zucker genährt und verbreiten sich, verdrängen in diesem Zuge auch gute Darmbakterien und können zu einem Ungleichgewicht im Darm führen.

Natürlich macht auch hier die Dosis das Gift. Es spricht nichts gegen einen frischen Orangensaft am Wochenende zum Frühstück. Geh die Dinge nicht zu dogmatisch an, wichtig ist aber, sich der unterschiedlichen Lebensmittel mit ihrer Wirkung auf deinen Körper bewusst zu werden und sie in der richtigen Dosis einzusetzen. Ganz oft sehen wir in unseren Beratungen, dass einerseits durchaus viel Wissen über Ernährung herrscht, es häufig aber doch an der Basisernährung hängt. Wenn zwar die richtigen Lebensmittel verzehrt, aber in zu großen Mengen eingesetzt werden, kann das beim Abnehmen zu Problemen führen.

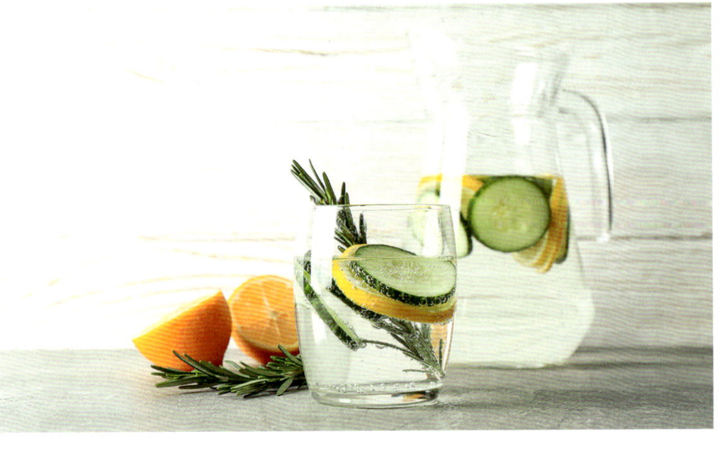

Wer nicht gerne Wasser pur trinkt, peppt es mit frischen Kräutern und Früchten auf.

Wer Kalorien sparen und auf Lightgetränke umsteigen möchte, wird auch hier leider enttäuscht sein. Lightgetränke werden meist mit Süßstoffen gesüßt. Sie haben zwar im ersten Moment keine Kalorien, scheinen sich jedoch laut Studienlage ungünstig auf die Darmflora auszuwirken und ungesunde Bakterien zu fördern. Zudem wird ihnen eine appetitanregende Wirkung zugeschrieben.

In unserer Praxis beobachten wir unterschiedliche Phänomene: Es gibt immer wieder Menschen, die keinen Heißhunger unter Lightgetränken beklagen, und genauso Personen, die daraufhin extreme Gelüste bekommen. Natürlich geht es hier auch um die Regelmäßigkeit und die Menge. Es spricht nichts dagegen, ein bis zwei Mal pro Woche ein Lightgetränk zu sich zu nehmen, du solltest sie nur nicht zur täglichen Grundversorgung an Flüssigkeit machen.

> Es spricht nichts dagegen, ein bis zwei mal in der Woche ein Lightgetränk zu sich zu nehmen.

## Die Alternativen: Tees und Infused Water

Gute Alternativen sind selbstgemachte ungesüßte Tees, im Sommer gekühlt als erfrischendes Sommergetränk. Erfrischend lecker sind auch sogenannte Infused Waters. Dazu gibst du einfach frische Früchte und Kräuter in Wasser und stellst es kalt. Besonders geeignet sind Obstsorten wie Melone, Zitrusfrüchte und Beerenobst, Basilikum oder Rosmarin, über Nacht ziehen gelassen und vor dem Servieren mit ein paar Eiswürfeln garniert eine perfekte Erfrischung.

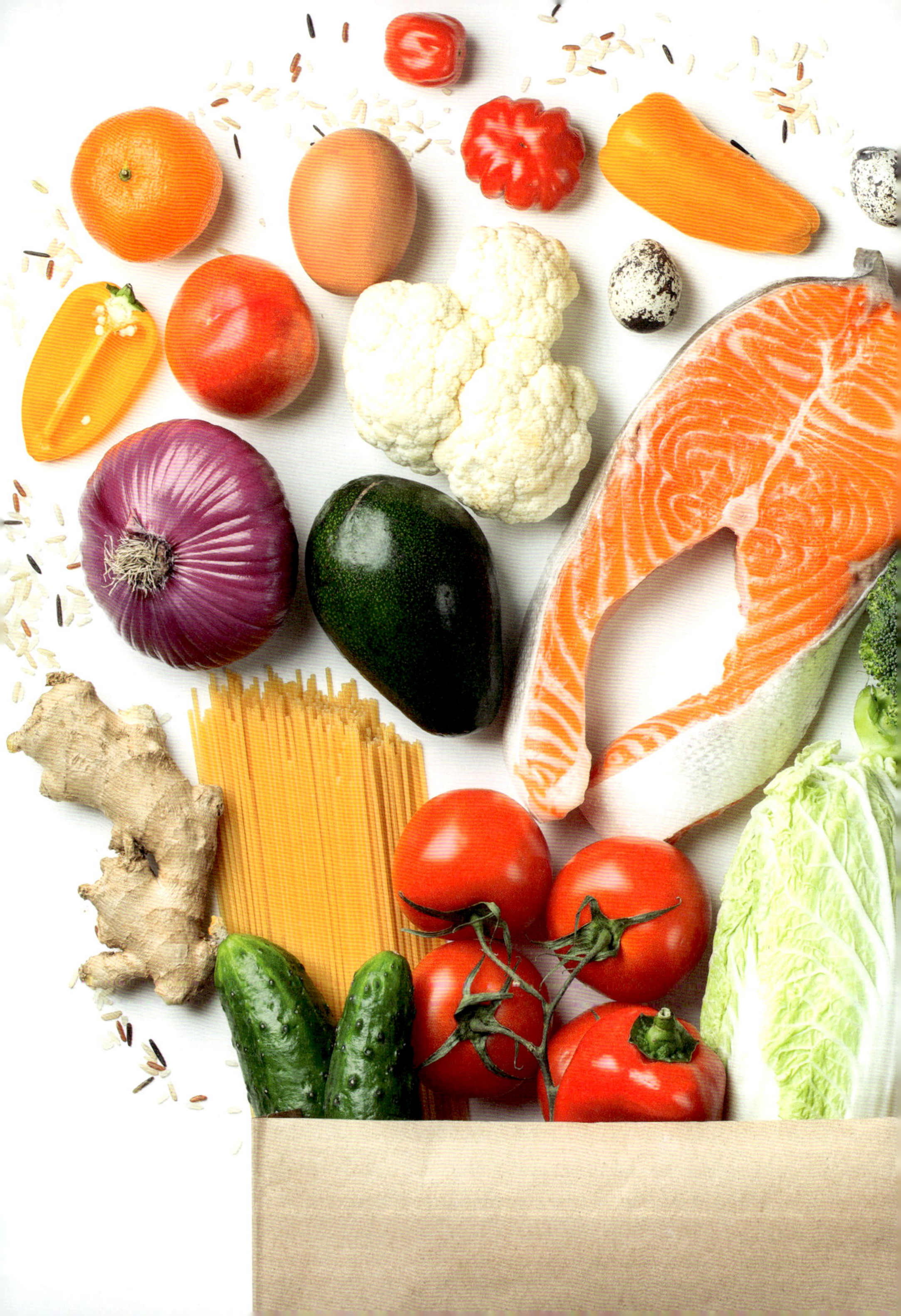

# GUT VORBEREITET IST HALB ABGENOMMEN

All das Wissen über deinen Stoffwechsel und eine gesunde Ernährung ist nutzlos, wenn du es nicht in die Praxis umsetzen kannst. Daher bekommst du in diesem Kapitel einige Ideen für deinen Alltag. Abnehmen beginnt mit einer guten Planung und sinnvollen Einkäufen, damit sich deine Essensumstellung schnell und unkompliziert verwirklichen lässt. Außerdem erfährst du, wie du für dein Intervallfasten eine gute Basis schaffst, wie du Schwierigkeiten meisterst und welche Fehler es zu vermeiden gilt.

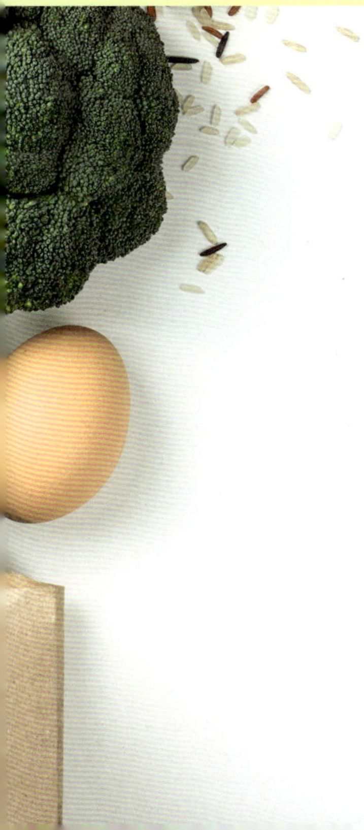

## Eine gute Vorratsplanung

Damit du nicht auf halber Strecke aufgibst, weil du deine Vorsätze im Alltag einfach nicht unterbekommst, ist die praktische Umsetzung eins der wichtigsten Kapitel. Im Folgenden zeigen wir dir ein paar einfache Tricks, wie du deine Vorräte immer gut gefüllt hast, um jederzeit schnell etwas kochen zu können.

### Vorräte für Gefriertruhe und Kühlschrank

Tiefgekühltes Gemüse schneidet in Tests häufig besser ab als frisches Gemüse.

Starten wir mit deiner Tiefkühltruhe. Da stellt sich zuerst die Frage: Ist frisches Gemüse überhaupt gesünder als tiefgekühltes? Fakt ist: Tiefgekühltes Gemüse schneidet in Tests häufig besser ab als frisches Gemüse. Woran liegt das? Frisches Obst und Gemüse enthält anfangs viele Vitamine, doch diese Nährstoffe reagieren empfindlich auf Licht und Wärme. Je länger die Produkte transportiert werden und dann im Supermarkt oder bei dir zu Hause lagern, umso mehr verlieren sie an Nährstoffen. Das Gemüse oder Obst kann so pro Tag bis zu 20 % Vitamin C verlieren.

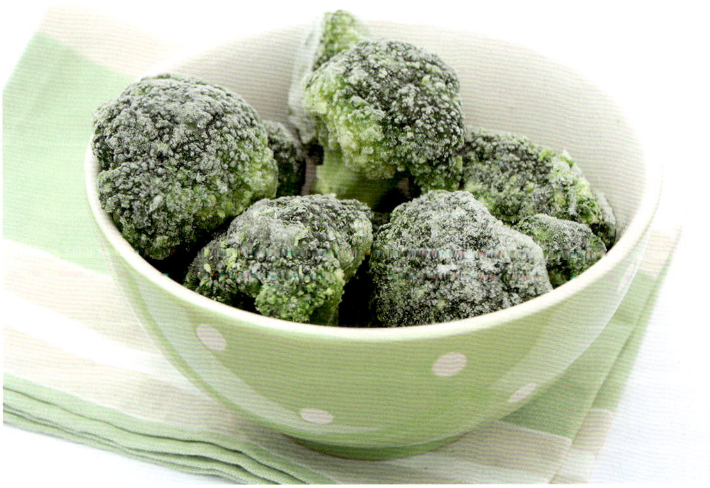

Wenn es mal schnell gehen soll, ist tiefgekühltes Obst und Gemüse eine gute Alternative zu frischem.

Tiefgekühltes Gemüse oder Obst hingegen wird geerntet und direkt nach der Ernte verarbeitet. Meist wird es blanchiert, also kurz erhitzt, und dann sofort eingefroren. Auf diese Weise bleiben die Nährstoffe gut erhalten.

**Tipps zum Umgang mit Tiefkühlprodukten:**

- Achte beim Kauf von Tiefkühlgemüse oder -obst darauf, dass die Verpackung unbeschädigt ist.
- Wirf einen Blick auf die Zutatenliste: Es sollte nur Gemüse bzw. Obst enthalten sein, keine Zusatzstoffe wie Verdickungsmittel, Zucker, Konservierungsstoffe etc.
- Packe die tiefgekühlte Ware erst zum Ende deines Einkaufs in deinen Einkaufskorb.
- Verwende für den Transport eine geeignete Isoliertasche, um den Kühlungsprozess nicht zu unterbrechen.
- Das gefrorene Gemüse kommt direkt in den Topf oder in die Pfanne, ohne es vorher aufzutauen.
- Verbrauche aufgetaute Produkte innerhalb eines Tages.

### Basis-Lebensmittel für die Gefriertruhe

Gemüse aus der Gefriertruhe ist schnell verfügbar und gut zu portionieren. Die Auswahl ist riesig. Es gibt fast jedes Gemüse pur, aber auch leckere Gemüsemischungen wie asiatisches Gemüse oder Kaisergemüse. Damit hast du jederzeit eine hervorragende Grundlage für Gemüsegerichte und Aufläufe oder auch eine Gemüsebeilage zu Fleisch oder Fisch.

Tiefkühlkräuter wie Schnittlauch, mediterrane Kräuter oder Petersilie sind frisch und gut dosierbar.

Tiefkühlobst für eine schnelle Joghurt- oder Quarkspeise, für Desserts oder Kuchen sollte im Tiefkühler nicht fehlen. Da es meist roh verwendet wird, ist es besonders wichtig, darauf zu achten, dass die Produkte frei von Verunreinigungen oder Rückständen von Pflanzenschutzmitteln sind. Bei der Auswahl helfen hier in der Regel Testberichte, z. B. von Ökotest oder der Stiftung Warentest. Auch sollte das Obst ungesüßt sein. Ein Blick auf die Zutatenliste hilft dir weiter.

Butterwürfel, Sahne- und Kokosmilchportionen kannst du selbst einfrieren. Sie sind ein hervorragender Geschmacksbringer in deiner Abendspeise.

**Lebensmittel im Gefrierfach: Was hält sich wie lange?**

| | |
|---|---|
| Brot und Brötchen | 1–3 Monate |
| Butter | 6–8 Monate |
| Fisch | 2–5 Monate |
| Geflügel | 3–8 Monate |
| gekochte Speisen | 1–3 Monate |
| Käse | 2–4 Monate |
| Kräuter | 8–10 Monate |
| Kuchen | 2–6 Monate |
| Obst und Gemüse | 6–12 Monate |
| Rindfleisch | 9–12 Monate |
| Schweinefleisch | 4–7 Monate |
| Wurst | 1–4 Monate |

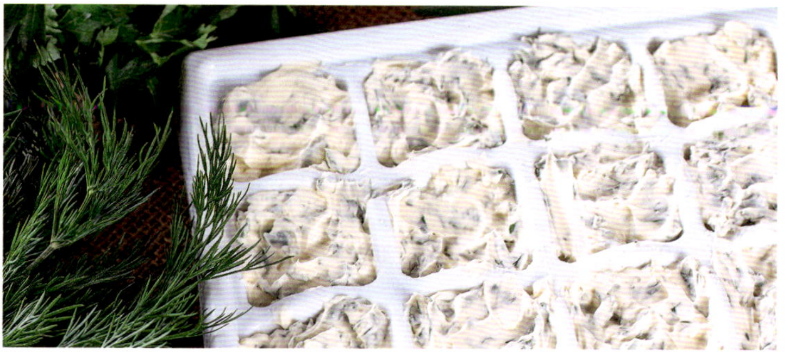

Kräuterbutter lässt sich problemlos portionsweise einfrieren.

### Basis-Lebensmittel für den Kühlschrank

Mit Frischkäse kannst du unkompliziert Saucen zu Gemüse, Fleisch, Fisch und Beilagen wie Kartoffeln, Nudeln und Reis zaubern (Anregungen findest du im Rezeptteil ab Seite 77). Bitte verwende keine Lightvarianten, diese enthalten in der Regel unnötige Zusatzstoffe!

Gewöhne dir an, die Zutatenliste zu studieren, um überflüssige Zusatzstoffe zu vermeiden.

Hartkäse wie Parmesan oder Emmentaler solltest du immer im Kühlschrank haben. Fein gerieben über Gemüse oder zu Nudeln, aber auch grob gerieben bzw. geschnitten im Salat bringen sie viel Geschmack in die Gerichte. Praktischerweise sind sie originalverpackt lange haltbar, aber auch wenn sie angebrochen sind, kannst du sie noch etwa drei Wochen verwenden. Dafür packe sie eine Käsebox, in Käse- oder Wachspapier und lagere sie im mittleren bis oberen Bereich des Kühlschranks.

Eine Packung Feta und eine Packung Mozzarella halten lange und sind ideal für einen schnellen Salat am Abend. Den Mozzarella kannst du klassisch mit Tomaten als Caprese servieren, der Feta passt gewürfelt zu einem Blattsalat.

Sahne und Butter sind beim Kochen tolle Geschmacksgeber. Im Mix mit pflanzlichen Fetten sind sie auch kein Problem für deine Gesundheit bzw. deinen Cholesterinspiegel. Du solltest sie jedoch dosiert einsetzen. Unser Tipp: Sahne in 50-ml-Portionen und Butter in 25-g-Würfeln einfrieren. Somit hast du immer einen kleinen, frischen Geschmacksgeber für leckere Saucen oder für eine Portion Kartoffelpüree auf Lager. Achte bei Sahne auf die Zutatenliste und wähle eine Marke ohne Verdickungsmittel.

Schupfnudeln und Gnocchi aus dem Kühlregal müssen nur kurz erhitzt bzw. mit heißem Wasser aus dem Wasserkocher überbrüht werden. Sie sollten ebenfalls keine Zusatzstoffe enthalten. Gnocchi in Tomatenpüree erhitzt und etwas Parmesan darüberstreuen – fertig ist die Abendmahlzeit.

## Vorräte für den Vorratsschrank

Bei der Frage, ob frisches Gemüse oder Gemüse aus dem Glas bzw. aus der Dose besser ist, ist die Antwort ebenfalls klar: Das frische Gemüse liegt weit vorne. Denn in eingelegtem Gemüse geht durch die Flüssigkeit und das häufig zugesetzte Salz einiges an Vitaminen verloren, die im Wasser gelöst werden. Allerdings kann es auch mal ganz praktisch sein, auf Cornichons, Mais oder Möhren aus der Dose oder dem Glas zurückzugreifen. Und sie sind besser, als gar kein Gemüse zu verwenden. Hülsenfrüchte wie Bohnen, Erbsen oder Linsen aus der Dose kannst du ohne Bedenken einsetzen. Im Gegensatz zum Gemüse enthalten sie noch viele Nährstoffe.

> Bohnen, Erbsen oder Linsen aus der Dose enthalten noch viele Nährstoffe.

### Basis-Lebensmittel für den Vorratsschrank

Dinkelmehl und Weizenmehl, die du z. B. für eine Mehlschwitze oder für Pfannkuchen brauchst, sollten immer vorhanden sein.

Reis und Nudeln sind in den richtigen Mengen im Mix mit Gemüse, Fisch und Fleisch, aber auch mit vegetarischen Lebensmitteln (Eier, Käse, Hülsenfrüchten, Nüssen) eine schnelle After-Work-Beilage. In unserem Rezeptteil ab Seite 77 haben wir die Gerichte genau nach diesen Gesund-und-satt-Mix zusammengestellt. Wer möchte, kann Vollkornnudeln oder auch hochwertige Alternativen aus Hülsenfrüchten wie Linsen- oder Kichererbsennudeln nehmen.

Kartoffeln sind lange haltbar und vielfältig einsetzbar, ob als Beilage, als Auflauf, als Suppe oder als Ofenkartoffeln. Vorwiegend festkochende Kartoffeln sind eine gute Basis, da verschiedene Zubereitungsformen möglich sind.

Quinoa und Bulgur sind ebenfalls schnelle Beilagen zu Gemüsepfannen, Fisch oder Fleisch.

Hülsenfrüchte wie Kichererbsen, Kidneybohnen oder auch weiße Bohnen kannst du gut in der Dose oder im Glas im Vorrat haben. Achte auch hier auf die Zutatenliste – es sollten nur Wasser, Salz und die Hülsenfrüchte enthalten sein.

Gelbe und rote Linsen kaufst du am besten getrocknet. Sie müssen nicht eingeweicht werden und sind in nur 15 Minuten gar.

Stückige Tomaten, passierte Tomaten und Tomatenmark sind Pflicht. Du brauchst sie für die klassische Tomatensauce, für Aufläufe, Bolognese, Chili con Carne oder auch für Gulasch. Tomatenmark mit Zwiebeln und Knoblauch angebraten bildet eine leckere Grundlage für Dutzende Gerichte. Du bekommst die Tomatenvarianten in der Dose, im Tetrapack oder in der Tube.

Kokosmilch in der Dose oder im Tetrapack gibt deinen Gerichten eine asiatische Note. Sie ist auch eine gute Basis für Saucen zu süßen Gerichten. Achte auf die Zutatenliste: Kokosmilch sollte Wasser und mindestens 80 % Kokos enthalten, aber keine Zusatzstoffe wie Verdickungsmittel.

Kokosmilch lässt sich wie Sahne und Butter in kleinen Portionen einfrieren.

Mandeldrink, der mit Mandelmus angedickt wird, ist ebenfalls nützlich für süße Saucen. Beides sollte frei von Zusätzen sein.

Rote Bete, vorgekocht und vakuumiert, lässt sich schnell zu Suppen oder Salaten verarbeiten, z. B. in Kombination mit Feta.

Sauerkraut in der Dose oder im Beutel sind eine gute Beilage zu Kartoffeln oder ergeben in Kombination mit Schupfnudeln eine schnelle und leckere Mahlzeit.

Zwiebeln und Knoblauch brauchst du für Gemüsegerichte und Salatsaucen. Kleine Zwiebeln sind besonders praktisch.

Currypaste für asiatische Gerichte und Pesto für die mediterrane Note sind als Grundlage für viele Gemüsegerichte ideal. Zwiebeln anbraten, etwas Currypaste und Tiefkühlgemüse dazu, ein Spritzer Kokosmilch, dazu Reis – lecker! Auch Zucchini, Aubergine und Tomaten in Olivenöl angebraten und mit etwas Pesto geschwenkt ist lecker und ohne großen Aufwand schnell zubereitet. Achte auch hier darauf, dass die Pasten keine bedenklichen

Zusatzstoffe enthalten. In der Regel sind Biopasten zu empfehlen.

Würzmischungen wie Currypulver, Ras el Hanout, Kräutersalz oder Harissa bringen Abwechslung in die Küche. Damit bekommt die Gemüsepfanne ohne großen Aufwand einen exotischen oder scharfen Kick.

Öl sollte in deinem Vorratsschrank natürlich auch nicht fehlen. Ein gutes Rapsöl sowie ein gutes Olivenöl sind die Basis. Dazu z. B. ein feines Nussöl, das du für Salate verwendest – ganz nach deinem Geschmack. Sonnenblumen- und Maiskeimöl sind keine besonders gesunden Ölsorten.

### Immer das Zutatenverzeichnis prüfen

Der Gesetzgeber schreibt seit 1983 in der Lebensmittel-Informationsverordnung für fast alle Fertigpackungen eine Zutatenliste vor. Sie zählt die Stoffe auf, die einem Lebensmittel zu dessen Herstellung zugegeben wurden, und zwar in absteigender Reihenfolge ihrer Zugabemenge bezogen auf den Gewichtsanteil. So kannst du dir einen guten Überblick verschaffen, was tatsächlich in einem Produkt enthalten ist. Bei unaussprechlichen oder dir unbekannten Zutaten solltest du das Produkt stehen lassen. In Apps wie www.codecheck.info/so-gehts/mobil kannst du nachschauen, wie bedenklich welche Zusatzstoffe sind.

## Deine Vorratslisten

**Basis-Lebensmittel für den Kühlschrank:**

- Frischkäse
- Hartkäse: Parmesan oder Emmentaler
- Feta und Mozzarella
- Sahne und Butter
- Schupfnudeln und Gnocchi

**Basis-Lebensmittel für den Vorratsschrank:**

- Dinkel- und Weizenmehl
- Reis und Nudeln
- Kartoffeln
- Quinoa und Bulgur
- Hülsenfrüchte aus der Dose (z. B. Kidneybohnen, weiße Bohnen, Kichererbsen)
- rote und gelbe Linsen, Alblinsen
- Tomatenmark
- Dosentomaten, stückig und passiert
- Kokosmilch
- Mandeldrink, Mandelmus
- Rote Bete, vakuumiert
- Sauerkraut
- Zwiebeln und Knoblauch
- Currypaste und Pesto
- Würzmischungen
- Öl

**Basis-Lebensmittel für die Gefriertruhe:**

- einzelne Gemüsesorten wie Blumenkohl, Brokkoli etc.
- Gemüsemischungen wie Suppengemüse, Kaisergemüse
- tiefgekühlte Kräuter wie Schnittlauch, Petersilie oder auch Mischungen wie Gartenkräuter
- tiefgekühltes Obst
- portionierte Sahne und Butter

# Eine stabile Basis schaffen

Nicht nur das richtige Essverhalten gehört zum Intervallfasten, auch die Flüssigkeitsaufnahme spielt bei deinem Erfolg eine Rolle, wie auch Bewegung und Entspannung tragen ihren Teil bei, damit das Abnehmen gelingt. Im Folgenden erfährst du, wie du die drei Säulen müheloser in deinen Tag integrieren kannst.

## Trinken

Gerade Frauen trinken auffällig wenig oder vergessen das Trinken teilweise ganz.

Im ersten Abschnitt hast du bereits erfahren, wie unglaublich wichtig die tägliche Flüssigkeitsaufnahme beim Abnehmen, aber auch deren Verteilung über den Tag ist. Manche Menschen haben keinerlei Probleme, ihre tägliche Flüssigkeitsmenge zu sich zu nehmen und auch über den Tag regelmäßig zu verteilen. Aber gerade Frauen trinken immer wieder auffällig wenig oder vergessen das Trinken teilweise ganz.

**Tipps für ein besseres Trinkverhalten im Alltag:**

- Errechne deinen täglichen Flüssigkeitsbedarf (30 ml pro Kilogramm Körpergewicht).
- Lege Zeitfenster in deinem Alltag fest, in denen du trinkst.
- Stelle dir deine tägliche Flüssigkeitsmenge zurecht.
- Erinnere dich alle zwei Stunden ans Trinken. Erinnerungen können z. B. übers Handy, über den Bildschirm am PC oder über Zettel in der Wohnung sein. Wenn du viel im Auto unterwegs bist, stelle die Flasche immer auf den Beifahrersitz.
- Trinke gleich morgens nach dem Aufstehen ein Glas Wasser.
- Trinke zu jedem Essen ein Glas Wasser.

## Bewegung

Tatsächlich sind 70 % unseres Abnehmerfolgs der Ernährung geschuldet, während die Bewegung nur 30 % ausmacht. Das bedeutet: Ja, du kannst nur über die Ernährung ohne zusätzlichen Sport abnehmen. Das ist für viele Menschen mit einem starken Übergewicht erst mal eine Entlastung. So muss man nicht an verschiedenen Baustellen gleichzeitig arbeiten, was schnell eine Überforderung darstellen kann. Starte auf jeden Fall erst einmal mit deiner Ernährungsumstellung.

Solltest du Sport mit dazunehmen wollen, mute dir anfangs nicht zu viel zu. Du musst nicht gleich ein Abo fürs Fitnessstudio abschließen, fang einfach an, dich im Alltag mehr als bisher zu bewegen. Optimal ist es, wenn du täglich für etwa 30 Minuten in Gang kommst. Das kann schnelles Gehen sein, öfter mal zu Fuß gehen oder aufs Fahrrad umsteigen, statt das Auto zu nehmen. Oder einfach etwas weiter weg parken und ein paar mehr Schritte in den Alltag einbauen.

Du musst nicht gleich ein Abo fürs Fitnessstudio abschließen, fang einfach an, dich im Alltag mehr als bisher zu bewegen.

Dieser leichte Einstieg in die Bewegung fördert deine Motivation und macht dein Vorhaben realisierbar. Motiviere dich Schritt für Schritt zu mehr Bewegung im Alltag! Es ist für den Körper unglaublich heilsam, wenn du nach und nach auch an deiner Muskelkraft arbeitest und mit gezielten Übungen zum Muskelaufbau anfängst. Je älter wir werden, desto mehr schwindet unsere Muskelmasse. Wir können sie aber gut gebrauchen, denn sie stützt nicht nur unseren Körper, sondern verbrennt auch mehr Energie und verdrängt die Fettmasse.

**Tipps für mehr Bewegung im Alltag**

- Schätze deinen aktuellen Status an Bewegung und Sport ein.
- Fang mit kleinen Schritten an, wenn du bisher keinen Sport gemacht hast, und plane zunächst täglich 30 Minuten Alltagsbewegung ein.
- Lass diese Bewegung die ersten drei Monate nie ausfallen, um den neuen Rhythmus in deine Gewohnheiten zu integrieren.
- Fang nach einiger Zeit mit gezielten Übungen zum Muskelaufbau an. Das fördert den Kalorienverbrauch, stabilisiert das Skelett und verdrängt die Fettmasse.

- Setze am Anfang der Woche feste Zeiten, wann du deine Bewegung oder deinen Sport umsetzt, um keine Ausrede zu haben, es doch nicht zu tun.

## Entspannung

Neben täglicher Bewegung spielt auch die Entspannung eine ganz wichtige Rolle. Viele Menschen betrachten die Bereiche Ernährung und Entspannung als zwei unabhängige Bereiche. Tatsächlich jedoch hängen Essen und Entspannung bzw. Stress unmittelbar zusammen. Wer kennt das nicht: ein vollgepackter Tag, ein Termin nach dem anderen, am Abend kommt man total erschöpft nach Hause und will einfach nur „Seelennahrung". Denn wir haben gelernt: Essen beruhigt, Essen baut Stress ab und entspannt. Und das stimmt auch physiologisch: Vor allem Fett hat die Eigenschaft, Erregungszustände zu reduzieren. Also greifen viele entweder schon in der Stresssituation zu Nervennahrung oder das Essen wird bei Stress schlicht vergessen. Am Abend sind dann die Portionen viel zu groß und auf dem Sofa rufen die Leckereien.

Bereits kleine Veränderungen im Alltag bringen mehr Entspannung ins Leben und erleichtern das Abnehmen.

Neben dem Aspekt, dass man bei Stress vermehrt Appetit auf Ungesundes und Fettiges hat, spielen auch Stresshormone eine Rolle. Vor allem Cortisol führt zu einer vermehrten Fetteinlagerung im Bauch. Menschen, die permanent Stress ausgesetzt sind, klagen oft über eine Zunahme an Bauchfett. Abnehmen sollte deswegen auch immer Entspannung beinhalten. Dabei muss es nicht gleich Yoga oder Meditation sein, bereits kleine Veränderungen im Alltag genügen, um mehr Entspannung in dein Leben zu bringen und dir das Abnehmen zu erleichtern.

**Tipps für mehr Entspannung im Alltag**

- Nimm dir feste Essenszeiten, bei denen du in Ruhe isst und nur isst.
- Iss, ohne Fernsehen zu schauen oder am Handy zu sein.
- Plane feste Pausen ein, in denen du entspannst, z. B. eine Viertelstunde spazieren gehen in der Pause, zehn Minuten nach der Arbeit einfach mal auf dem Sofa daheim die Augen zumachen, eine Viertelstunde lang nach der Arbeit ein Buch lesen, morgens früher aufstehen und in Ruhe einen Kaffee trinken.
- Vermeide Zeitdruck, nimm dir nicht zu viel vor.
- Ein Nein zu anderen ist ein Ja zu dir selbst. Versuche, es nicht immer allen rechtzumachen, und achte mehr auf deine eigenen Bedürfnisse.
- Achte auf ausreichenden und guten Schlaf.
- Plane deine tägliche Entspannung wie deinen nächsten Urlaub. Den würdest du auch nicht dem Zufall überlassen, oder?

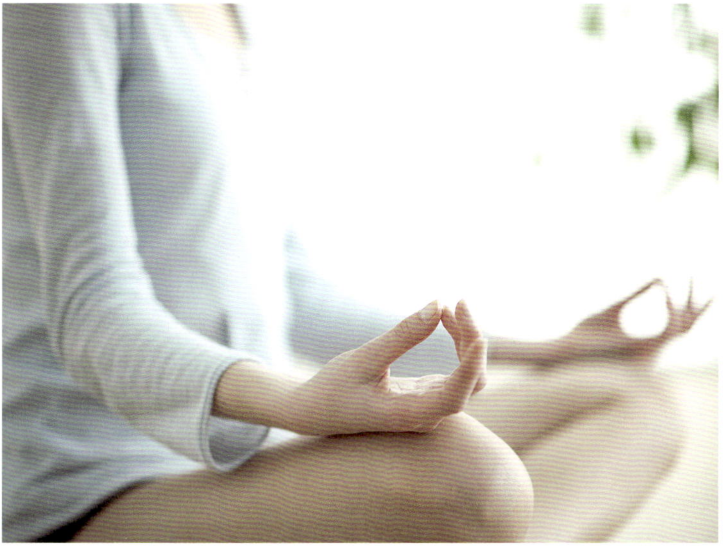

Essen und Entspannung bzw. Stress hängen unmittelbar zusammen.

## Der 2-Wochen-Essenplan

Du wünschst dir eine Anregung, wie du eine gute und abwechslungsreiche Ernährung optimal umsetzen kannst? Dabei hilft dir unser 2-Wochen-Essenplan. Wir haben auf eine sinnvolle Zusammenstellung aus vegetarischen sowie Fisch- und Fleischgerichten geachtet und die Tage kochtechnisch sinnvoll kombiniert. Ob du mittags oder am Abend warm oder sogar zweimal am Tag warm isst, spielt dabei keine Rolle. Es kommt immer auf die Kombination der Nährstoffe und auch auf die richtige Portion an.

**Unser Tipp:** Nimm dir am Wochenende die Zeit, deine Gerichte für die Woche herauszusuchen, schreibe die Zutaten auf und kaufe genau diese Sachen ein. So vermeidest du den täglichen Stress, noch schnell etwas kochen zu müssen.

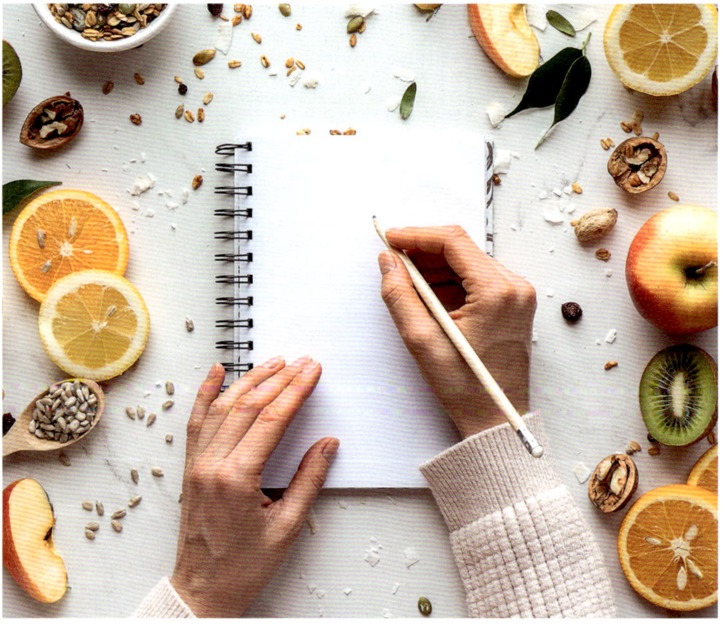

Am besten nimmst du dir am Wochenende die Zeit, deine Gerichte für die Woche herauszusuchen.

## Woche 1

| | FRÜHSTÜCK | MITTAGESSEN | ABENDESSEN |
|---|---|---|---|
| MONTAG | Schnelle Dinkelbrötchen → S. 84 (sonntags vorbereitet) + Schafskäse-Minze-Aufstrich → S. 88 | 2 Scheiben Brot, Kürbiskernaufstrich, 200 g Gemüse | Ofengemüse → S. 96 |
| DIENSTAG | Schnelle Dinkelbrötchen → S. 84 + 100 g Magerquark + 2 TL Marmelade | Cremige Kartoffel-Pastinaken-Suppe → S. 152 | Karottenpuffer → S. 92 |
| MITTWOCH | Apfel-Zimt-Dinkelbrei → S.82 | 2 Scheiben Brot, Rührei aus 2 Eiern in 1 TL Öl ausgebraten, 200 g Gemüse | Minifrikadellen mit Quarkdip und Ofengemüse → S. 96 |
| DONNERSTAG | Apfel-Zimt-Dinkelbrei → S. 82 | Herzhafter Kürbiseintopf → S. 155 | Naanbrot mit Linsendahl → S. 102 |
| FREITAG | Apfel-Zimt-Dinkelbrei → S. 82 | Herzhafter Kürbiseintopf → S. 155 | Gnocchi-Tomate-Mozzarella → S. 108 |
| SAMSTAG | Frische Zitronenwaffeln → S. 78 | 2 Scheiben Brot + 30 g Käse + 1 gekochtes Ei, 200 g Gemüse | Kräuterpfannkuchen mit Lachsfüllung → S. 120 |
| SONNTAG | Frische Zitronenwaffeln → S. 78 | 2 Scheiben Brot + Schafskäse-Minze-Aufstrich → S. 88 | Puten-Gorgonzola-röllchen auf Gemüsebett → S. 144 |

**Woche 2**

| | FRÜHSTÜCK | MITTAGESSEN | ABENDESSEN |
|---|---|---|---|
| MONTAG | Veganes Porridge → S. 82 | 2 Scheiben Brot, Butter, 30 g Käse, 2 EL veganer Aufstrich → S. 90, 200 g Gemüse | Parmesan-Zucchini-Puffer → S. 92 |
| DIENSTAG | Veganes Porridge → S. 82 | Herzhafter Kürbiseintopf → S. 155 | Couscous-Gemüsepfanne mit Feta → S. 93 |
| MITTWOCH | Die perfekte Müslimischung → S. 84 | Thai-Gemüse-Suppe → S. 156 | Quesadillas mit Spinat und Hackfleisch → S. 126 |
| DONNERSTAG | Hafer-Linsen-Granola → S. 86 | 2 Scheiben Brot, Butter, 30 g Käse, 1 gekochtes Ei, 200 g Gemüse | Shakshuka → S. 94 |
| FREITAG | Die perfekte Müslimischung → S. 84 | 2 Scheiben Brot, Tomate-Mozzarella-Salat | Hähnchenwrap mit Kräuterquark → S. 118 |
| SAMSTAG | Frische Zitronenwaffeln → S. 78 | Geröstete Grünkernsuppe → S. 150 | Bunter Bulgursalat → S. 114 |
| SONNTAG | Tomaten-Omelett mit frischen Kräutern → S. 86 | Orientalische Linsensuppe → S. 150 | Rindfleisch-Gemüse-Pfanne → S. 132 |

## Was mache ich bei …?

Eines der schwierigsten Hindernisse auf dem Weg zu einem gesunden Gewicht sind die unvorhergesehenen Ereignisse, sei es der plötzliche Heißhunger, körperliches Unwohlsein oder einfach nur der innere Schweinehund. Du hast alles so schön durchdacht und vorbereitet, jetzt kann eigentlich nichts mehr schiefgehen. Aber dann kommt es doch irgendwie anders. Hier folgen ein paar Tipps, wenn es mal nicht so nach Plan läuft.

## Heißhunger

95 % unseres Heißhungers sind selbst verschuldet. Das klingt erst mal hart, ist aber so. Ein häufiger Grund dafür ist ein reiner Nährstoffhunger. Der Körper wurde nicht richtig mit allen Nährstoffen oder Vitaminen und Mineralstoffen versorgt und sendet dir ständig Signale, dass er noch Nahrung braucht. Und so kommst du vom Süßen zum Salzigen und wir haben das Gefühl, nie befriedigt zu sein. Ganz viele Menschen in unserer Praxis berichten nach ihrer Ernährungsumstellung mit unseren Ernährungsplänen, dass der Heißhunger so gut wie weg ist.

Wenn der Heißhunger kommt, nimm dir einen Moment, reflektiere die vergangenen Tage und überlege, ob du deinen Körper wirklich gut und ausreichend versorgt hast. Hast du genug Obst, Gemüse und Nüsse gegessen? Hast du ausreichend Eiweiß zu dir genommen und vor allem, hast du genug Kalorien zu dir genommen? Wenn du die Frage mit Nein beantworten kannst, dann solltest du nachlegen. Mach dir einen großen Teller mit Gemüse, Obst und Nüssen und fülle deine Speicher auf, sodass der Nährstoffheißhunger weniger wird.

> Wenn der Heißhunger kommt, nimm dir einen Moment und überlege, ob du deinen Körper wirklich gut und ausreichend versorgt hast.

Kannst du die Frage mit Ja beantworten, kann der Heißhunger auch hormonelle Ursachen haben, von Medikamenten ausgelöst sein oder seinen Grund in einem zu hohen Stresslevel haben. Wichtig ist jetzt, nicht zu verzweifeln. Jeder hat mal Heißhunger und jeder darf in solchen Momenten ruhig und in vernünftiger Dosis zu Süßigkeiten greifen. Es ist auch beim Easy Intervallfasten nicht nötig, auf Süßes zu verzichten. Erlaubt ist alles an Lebensmitteln, es gibt keinerlei Verbote, solange du durchdacht, kontrolliert und vor allem mit Genuss isst.

Kommt der Heißhunger trotz aller Empfehlungen in diesem Buch weiterhin, solltest du einen Ernährungsexperten aufsuchen und gegebenenfalls Blutuntersuchungen beim Arzt durchführen lassen, ob bestimmte Nährstoffe fehlen. Möglicherweise liegt ein Eisenmangel vor oder andere Nährstoffe fehlen dem Körper.

### Kopfschmerzen

Manche Menschen neigen häufiger zu Kopfschmerzen als andere. Aber vor allem, wenn du bisher gewohnt warst, ständig und auch sehr zuckerreich zu essen, kann eine Umstellung im ersten Moment zu Kopfschmerzen führen. Häufig klagen die Menschen über Kopfschmerzen, wenn sie den Zuckerkonsum zu drastisch von heute auf morgen beenden. Hast du vorher in einem Intervall von morgens um 6 Uhr bis abends um 20 Uhr gegessen, kannst du auch erst einmal die Intervalle verkleinern, bevor du auf das 16:8-Intervall wechselst. Wenn du bisher viel Zucker durch Süßigkeiten, süße Getränke oder auch Zucker in verarbeiteten Lebensmitteln zu dir genommen hast, macht es Sinn, die Lebensmittel nach und nach auszutauschen.

> Ein Grund für Kopfschmerzen kann die Umstellung auf wenig Zucker, aber auch Flüssigkeitsmangel sein.

Ein anderer Grund für Kopfschmerzen könnte Flüssigkeitsmangel sein. Hier hilft es, die Speicher mit Wasser aufzufüllen, auf Alkohol und Schokolade zu verzichten, sich auch einfach mal ein wenig hinzulegen und sich reichlich an frischem Obst und Gemüse zu bedienen, um den Körper mit vielen guten Nährstoffen zu versorgen.

### Motivationstief

Wer kennt das nicht: erst mal mit Vollgas los, und dann merken wir nach einiger Zeit, dass wir dieses Niveau niemals auf Dauer halten können. Mach dir daher gleich von Anfang an klar, dass du immer und zu jeder Zeit das Gefühl haben solltest: So wäre es auf Dauer und lebenslang machbar. Dazu braucht es ein ausgeglichenes Maß an Anforderung, aber nicht Überforderung. Im Alltag heißt das: Du solltest dich schon ein wenig bemühen und Zeit für dein Essen und dein Vorhaben investieren müssen – aber die Sache sollte immer umsetzbar sein und nicht in Stress ausarten.

Natürlich gibt es trotzdem immer Phasen, in denen man am liebsten alles hinwerfen würde. Denn tatsächlich braucht es mindestens 100 Wiederholungen, um ein neues Verhalten auch nur ansatzweise als neue automatischen Gewohnheit zu etablieren. Alles davor benötigt unsere bewusste Handlung und Entscheidung. Deswegen kommen uns Veränderungen gerade am Anfang sehr anstrengend vor. Behalte dein Ziel immer im Blick und bleibe die ersten drei Monate streng mit dir, dann lassen sich Einbrüche und Rückfälle besser vermeiden.

Kommt es dennoch mal zu einem Motivationstief, dann gib nicht auf. Das ist völlig normal und absolut menschlich. Nimm dir 30 Minuten Zeit und notiere für dich wichtige Punkte:

- Was konnte ich bisher umsetzen?
- Woran möchte ich noch arbeiten?
- Was hindert mich aktuell daran?
- Mit welchem nächsten Schritt möchte ich weitermachen, um mein Ziel zu erreichen?

Wenn du genau hinschaust, wirst du vermutlich feststellen, dass du schon vieles umgesetzt hast. Unser Gehirn ist aber schnell darin, die Misserfolge als unglaublich schwerwiegend zu werten. Mit deiner Auflistung wirst du aber merken: Du hast schon viel geschafft, es hapert nur an Kleinigkeiten. Lass dich nicht entmutigen, schau eher auf die Fortschritte als die Fehlschläge und setze dir kleine Ziele, bis du es geschafft hast.

Lass dich nicht entmutigen und setze dir kleine Ziele, bis du es geschafft hast.

## Die 10 häufigsten Fehler beim Intervallfasten

Die Umstellung aufs Intervallfasten geht nicht von heute auf morgen, sowohl Körper als auch Geist müssen sich erst einmal an die Veränderungen gewöhnen. Lass dir Zeit, wenn etwas nicht klappt, und prüfe, ob du an irgendwelchen Stellschrauben drehen kannst, die du vielleicht bisher übersehen hast. Damit das

Intervallfasten ein Erfolg wird, versuche die folgenden Punkte zu berücksichtigen.

## 1. Zu wenig Mahlzeiten einplanen

Bei manchen Menschen entsteht beim Intervallfasten der Eindruck: je weniger, desto besser. Oft erleben wir in unseren Beratungen, dass morgens schon zwanghaft versucht wird, den Hunger zu unterdrücken, um möglichst lange in den Tag zu kommen ohne zu essen. Mittags ist dann der Hunger so groß, dass eine zu große Portion gegessen wird. Dadurch ist man dann aber so satt, dass ein Essen am Abend reicht. Um den Körper optimal zu versorgen, solltest du jedoch nicht zwei, sondern besser drei Mahlzeiten zu dir nehmen. Dabei kann die dritte Mahlzeit auch nur ein Snack aus Nüssen oder ein Obstquark sein.

## 2. Zu wenig Eiweiß einbauen

Einer der wichtigsten Faktoren beim Abnehmen ist das Eiweiß. Denn Essensintervalle allein bringen noch keine Gewichtsabnahme. Eiweiß kann, wie du weißt, pro Mahlzeit nur begrenzt aufgenommen werden. Isst du also nur zwei Mahlzeiten oder achtest nicht auf die Eiweißkomponenten darin, kann das Eiweiß schnell auch mal zu wenig werden. Lies auf Seite 38 nach, wie viel Eiweiß du wirklich brauchst und wie es dir gelingt, es gut über den Tag zu verteilen.

## 3. Zu viele verarbeitete Produkte essen

Eine nicht zu unterschätzende Komponente: die falsche Lebensmittelauswahl. Der Darm ist eines der empfindlichsten und wichtigsten Organe für unseren Stoffwechsel. Umso wichtiger ist es, ihn mit sinnvollen und hochwertigen Lebensmitteln zu versorgen. Das Angebot im Supermarkt ist oft verlockend: Da hat etwa ein Riegel wenig Kalorien, viel Eiweiß und ist dann auch noch mit Schokolade. Das kann doch gar nicht ungesund sein? Doch, wenn es sich um verarbeitete Produkte mit künstlichen Zusätzen handelt. Es geht also nichts über unverarbeitete Lebensmittel.

## 4. Nur auf die Intervalle achten

Natürlich steht beim Intervallfasten die Idee der längeren Essenspause im Vordergrund. Doch allein das Einhalten von bestimmten Essensintervallen bringt noch keinen gesundheitlichen Erfolg und oft auch noch keinen Erfolg auf der Waage. Intervalle bilden nur ein Grundgerüst, um das herum eine sinnvolle und ausgewogene Ernährung gebaut werden soll. Dabei ist die Zusammensetzung der Mahlzeiten und die Auswahl und Menge der Lebensmittel viel entscheidender, als die Essenszeiten ganz akribisch einzuhalten. Mach dich also nicht verrückt, leg deine Uhrzeiten nur ungefähr fest und investiere mehr Aufwand in die Zusammenstellung und Auswahl deiner Lebensmittel.

## 5. Die Kalorien aus dem Blick verlieren

Viele Menschen in unserer Beratung berichten, sie hätten schon mit dem Intervallfasten gestartet, aber bisher nicht abgenommen: „Warum funktioniert das bei mir nicht?" Beim gemeinsamen Betrachten der täglichen Essensmengen, Lebensmittelauswahl und Getränke merken wir dann aber schnell: Es wird schlicht zu viel und auch das Falsche gegessen. Intervalle helfen, den Stoffwechsel besser zu nutzen und zu unterstützen, aber die entscheidende Rolle spielen die insgesamt aufgenommenen Kalorien über den Tag. Intervalle hin oder her, am Ende kommt es beim Abnehmen trotzdem auf die Gesamtkalorien an.

## 6. Die falschen Uhrzeiten wählen

Viele essen zum ersten Mal um 12 Uhr mittags und das letzte Mal um 19 oder 20 Uhr abends. Die letzte Mahlzeit ist dabei die üppigste am Tag. Leider ist das ein häufiger Grund dafür, warum das Gewicht nicht sinkt und auch Blutwerte sich nicht verbessern.

Der Mensch unterliegt, wie du schon gelesen hast, einem natürlichen Biorhythmus, das zeigt sich in unterschiedlichen Stress- und Schilddrüsenhormonen und auch an unseren Verdauungsenzymen. Wir sind tagsüber eher bereit zu verstoffwechseln, ab dem Nachmittag fährt der Körper die Funktionen langsam herunter und bereitet uns auf die Nacht vor. Wenn du das Essen erst auf die zweite Tageshälfte legst, arbeitest du diesem biologischen Rhythmus entgegen. Lege den überwiegenden Teil deines Essens auf die ersten 2/3 deines Tages. So gelingt es dir auch, gegen Abend weniger zu essen.

### 7. „Alles oder nichts"

Der Mensch neigt oft dazu, alles zu geben oder alles zu lassen. Dabei zählt jeder Schritt, auch die kleinen. Eine Essensumstellung ist nicht von heute auf morgen zu meistern, es braucht seine Zeit, um sich daran zu gewöhnen. Vielen passiert es, dass sie anfangs zu streng starten und dann das Level nicht halten können. Nimm dir kleine Schritte vor und setze sie Schritt für Schritt um.

### 8. Zu wenig Nährstoffe aufnehmen

Nährstoffheißhunger ist eine der häufigsten Heißhungerarten, die uns auf unserem Weg zum Abnehmen zum Verzweifeln bringen können. Dabei versteckt sich dahinter ein einfaches Prinzip: Essen wir zu wenig nährstoffreiche Lebensmittel, fängt der Körper mehr und mehr an, Heißhunger zu entwickeln. Wir werden irgendwann doch schwach, essen alles durcheinander, fühlen uns unwohl und haben dazu noch ein schlechtes Gewissen, wieder schwach geworden zu sein, und werfen irgendwann einfach hin. Achte deshalb bei deiner Essenszusammenstellung darauf, dass alle Komponenten an Eiweiß, Fett, Kohlenhydraten, Obst und Gemüse in deinem Essen vorkommen. So kommst du dem Heißhunger zuvor.

### 9. Lebensmittel ausschließen

Je mehr wir ein bestimmtes Lebensmittel meiden wollen, umso stärker müssen wir an genau dieses Lebensmittel denken. Du willst keine Schokolade mehr essen und plötzlich fällt dir überall Schokolade auf. Das nennt sich selektive Wahrnehmung. Man achtet genau dann besonders darauf. Was ist die Folge? Das Widerstehen wird noch schwerer. Dabei ist das gar nicht nötig. Du kannst alle Lebensmittel essen, es kommt am Ende immer auf eine ausgewogene Balance an. Die Balance ist auch hier wieder der Schlüssel, um es dauerhaft schaffen zu können.

Die Balance ist der Schlüssel, um es dauerhaft schaffen zu können.

### 10. Den Blutzucker destabilisieren

Isst man über mehrere Stunden nichts, sinkt der Blutzucker ab. Bei einem niedrigen Blutzucker setzt eine Art Notfallmodus ein: Man entwickelt einen zähen Heißhunger, der gestillt werden will. So isst man plötzlich unkontrolliert Dinge, die man doch eigentlich meiden wollte. Achte immer darauf, keine zu langen Pausen zwischen den Mahlzeiten zu lassen. Halte dafür immer einen kleinen Snack wie beispielsweise Nüsse griffbereit, um Heißhungertiefs zu vermeiden und sicher zur nächsten Mahlzeit zu kommen.

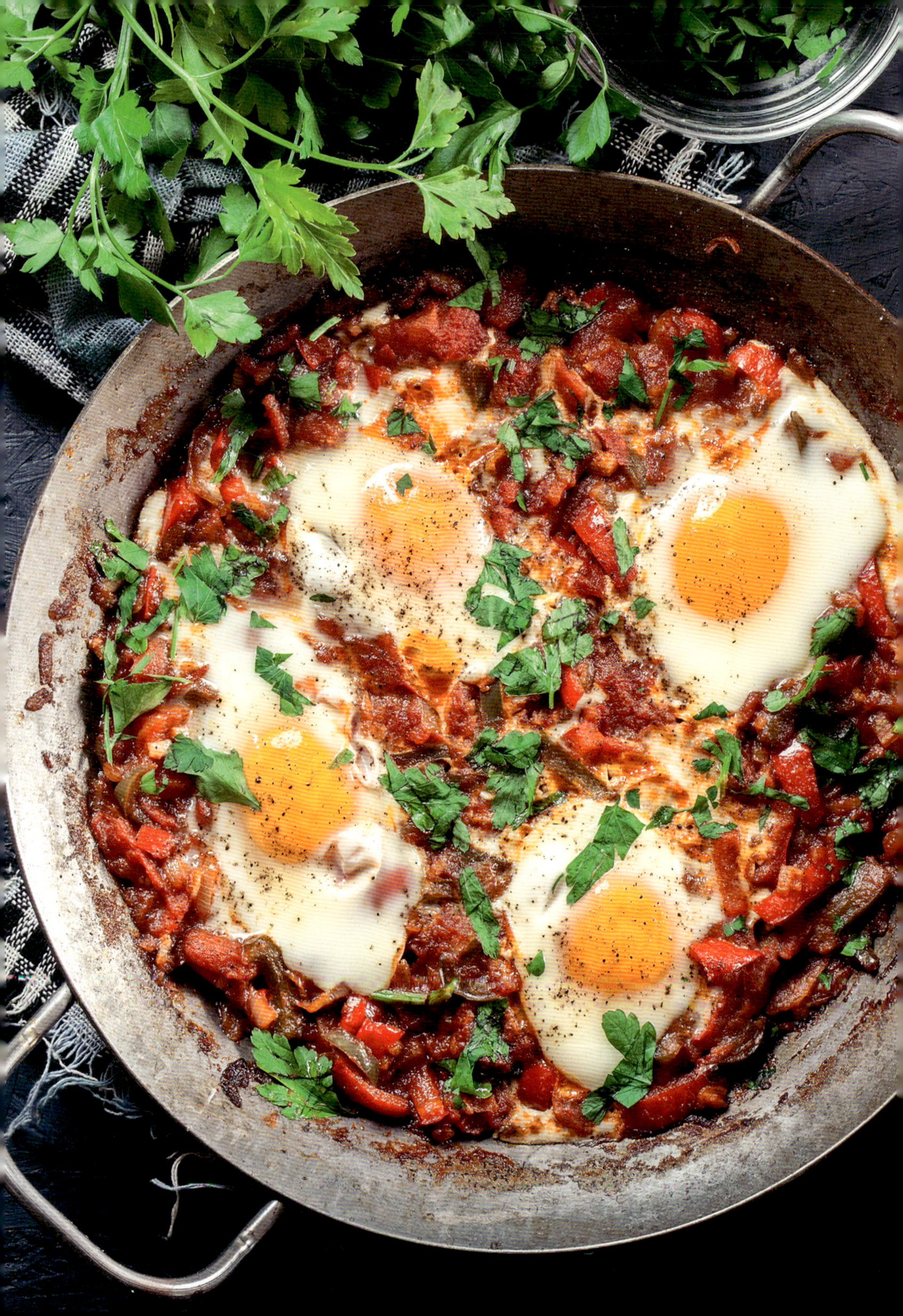

# 80 EASY REZEPTE ZUM EASY INTERVALLFASTEN

Du weißt nun, welche Stellschrauben die wichtigsten sind, um das Intervallfasten auch sinnvoll und dauerhaft umsetzen zu können. Jetzt haben wir natürlich auch noch ein paar leckere Rezepte für dich, die dir dabei helfen, schnelle und leckere Gerichte auf den Tisch zu zaubern, ohne lange in der Küche zu stehen. Denn zum Easy Intervallfasten gehören auf jeden Fall auch easy Rezepte.

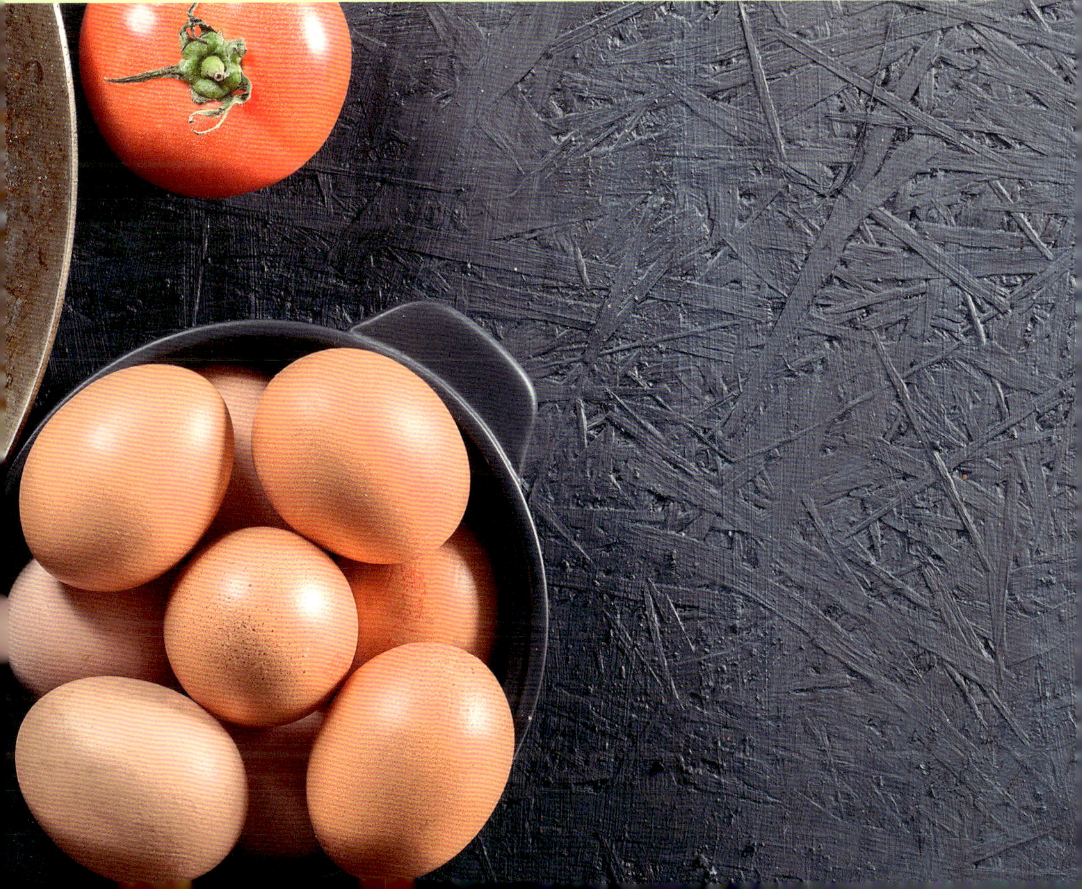

# FRÜHSTÜCK

## Frische Zitronenwaffeln

Für 4 Portionen

**Zubereitungszeit: 20 Minuten**

**Eine Portion enthält:**

| | |
|---|---|
| 276 kcal (1160 kJ) | 10 g Fett |
| 16 g Eiweiß | 29 g Kohlenhydrate |

### Zutaten

| |
|---|
| 1 Bio-Zitrone |
| 120 g Dinkelmehl Type 630 |
| 200 g Magerquark |
| 4 Bio-Eier |
| 2 TL Backpulver |
| 1 Vanilleschote oder Vanilleextrakt |
| 2 EL Zucker |
| 4 EL Naturjoghurt, 1,8 % Fett |
| 2 EL Rapsöl |
| **Zum Garnieren:** |
| 1 EL Naturjoghurt |
| 1 Handvoll Heidelbeeren |

### Zubereitung

**1** Zitrone waschen, auspressen und abreiben. Alle Zutaten mit Ausnahme des Rapsöls in eine große Rührschüssel geben und mit einem Handrührgerät vermengen. Währenddessen das Waffeleisen erhitzen und mit einem Pinsel und Rapsöl fetten.

**2** Mit einem Schöpfer den Teig auf das Waffeleisen geben, anschließend vier Waffeln für jeweils ca. 4 Minuten backen, bis die gewünschte Bräune erreicht ist.

**3** Die Waffeln auf vier Tellern verteilen und mit 1 EL Naturjoghurt sowie einigen Heidelbeeren garnieren.

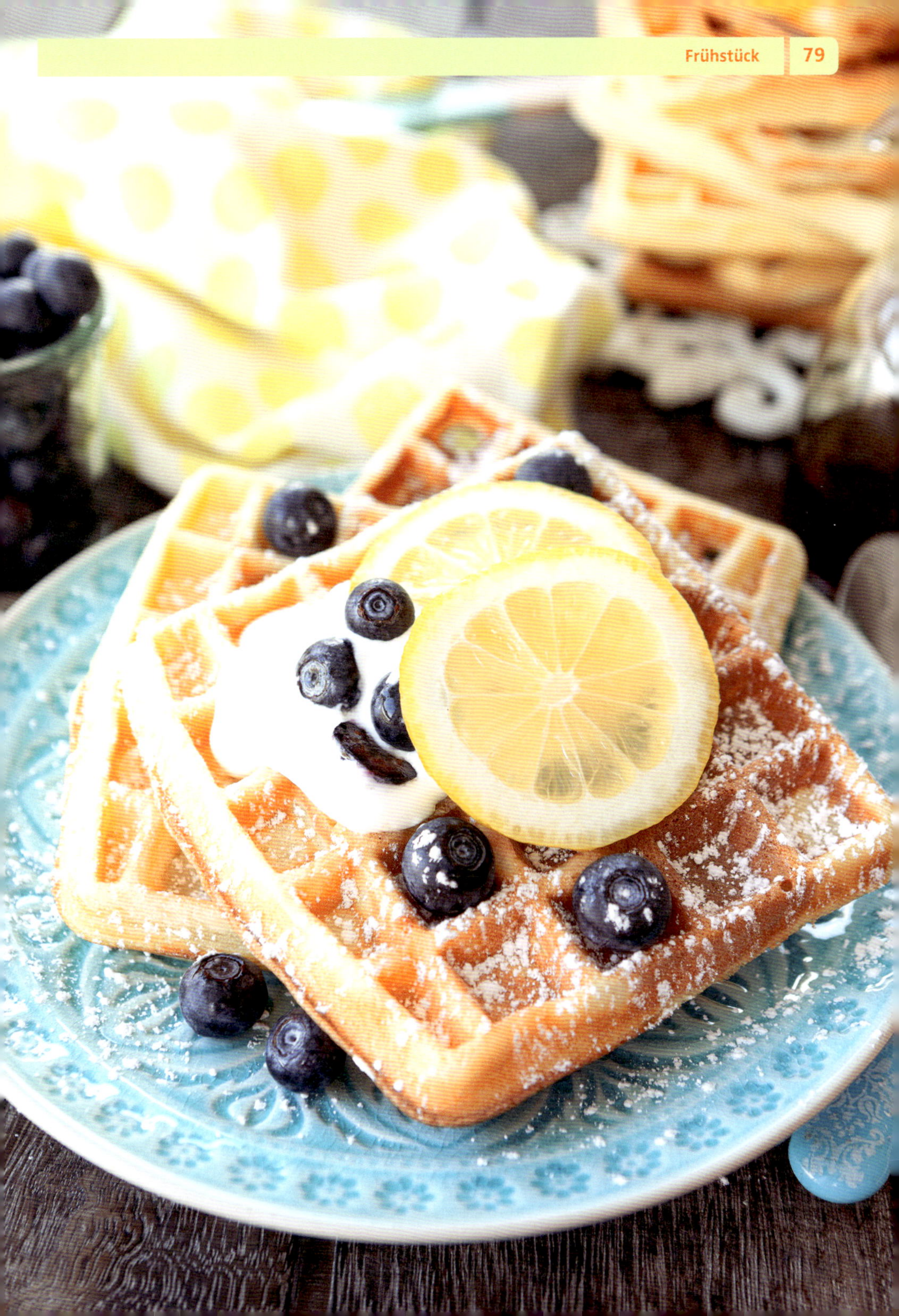

# Erdbeer-Kokos-Buttermilch

Für 4 Portionen

**Zubereitungszeit: 5 Minuten**

**Eine Portion enthält:**

| | |
|---|---|
| 230 kcal (957 kJ) | 14 g Fett |
| 9 g Eiweiß | 14 g Kohlenhydrate |

## Zutaten

- 200 g Erdbeeren frisch oder TK
- 800 ml Buttermilch
- 80 g Kokosraspeln
- 1 EL Honig

## Zubereitung

Erdbeeren waschen, putzen und halbieren. Mit den restlichen Zutaten in einen hohen Behälter geben und mit einem Pürierstab oder Mixer mixen.

# Joghurtbowl für den perfekten Start

Für 4 Portionen

**Zubereitungszeit: 10 Minuten**

**Eine Portion enthält:**

| | |
|---|---|
| 382 kcal (1600 kJ) | 16 g Fett |
| 13 g Eiweiß | 44 g Kohlenhydrate |

## Zutaten

- 200 g Erdbeeren
- 2 Bananen
- 500 g griechischer Joghurt
- 1 EL geschrotete Leinsamen, alternativ Flohsamenschalen, Weizen- oder Haferkleie
- 80 g Haferflocken
- 2 EL Honig
- Obst nach Belieben
- 1 EL Kokosflocken

## Zubereitung

**1** Die Erdbeeren waschen und vierteln, die Bananen in Scheiben schneiden.

**2** Den griechischen Joghurt mit Leinsamen und einem Teil der Haferflocken vermengen und nach Belieben mit Honig süßen.

**3** Joghurt in vier Schüsseln verteilen und Obst, Kokosflocken sowie die restlichen Haferflocken darübergeben.

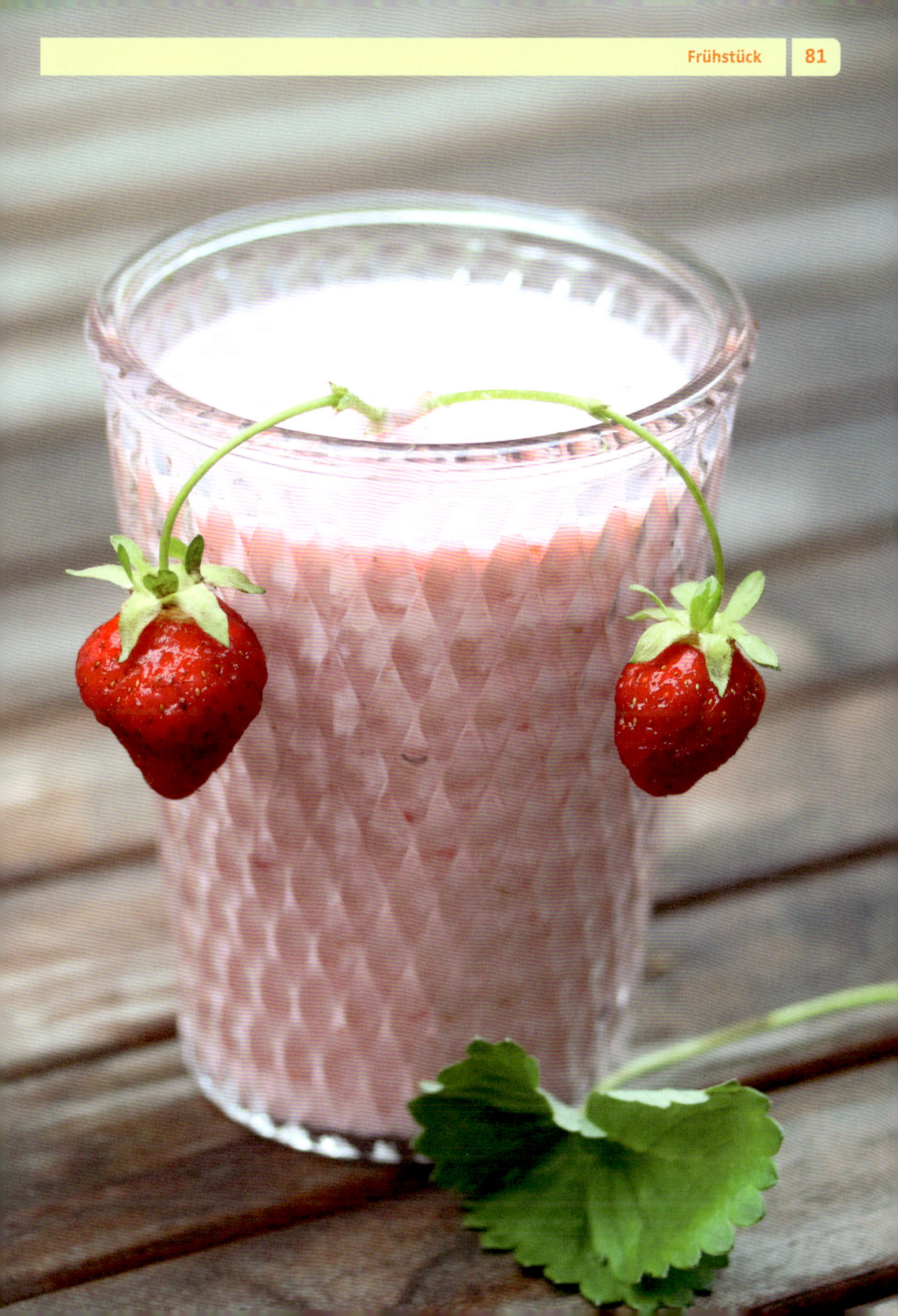

## (Veganes) Porridge Grundrezept

Für 4 Portionen

**Zubereitungszeit: 5 Minuten**

**Eine Portion enthält:**

| | |
|---|---|
| 276 kcal (1154 kJ) | 10 g Fett |
| 12 g Eiweiß | 33 g Kohlenhydrate |

### Zutaten

- 600 ml Milch, 1,8 % Fett, oder Pflanzendrink
- 12 EL Haferflocken
- 4 EL Mandeln
- 2 EL Honig oder 2 zerdrückte Bananen

### Zubereitung

Alle Zutaten in einen Topf geben und aufkochen lassen. Auf der ausgeschalteten Herdplatte quellen lassen, bis die Masse eine cremige Konsistenz erreicht hat.

**TIPP**

Wer mag, kann das Porridge mit frischem Obst, Nüssen, Samen, Quark oder Nussmus toppen.

## Apfel-Zimt-Dinkelbrei

Für 4 Portionen

**Zubereitungszeit: 15 Minuten**

**Eine Portion enthält:**

| | |
|---|---|
| 376 kcal (1586 kJ) | 7 g Fett |
| 20 g Eiweiß | 55 g Kohlenhydrate |

### Zutaten

- 600 ml Wasser
- 12 EL Dinkelflocken
- 8 EL Dinkelgrieß
- 4 kleine Äpfel
- 400 g Magerquark
- 1 Msp. Zimt
- 40 g Nüsse nach Belieben

### Zubereitung

**1** Wasser, Dinkelflocken und Dinkelgrieß in einen Topf geben und zusammen aufkochen.

**2** Äpfel in Würfeln schneiden, mit in den Topf geben und alles auf der ausgeschalteten Herdplatte ca. 5 Minuten quellen lassen.

**3** Anschließend Quark und Zimt unterrühren und mit Nüssen garnieren.

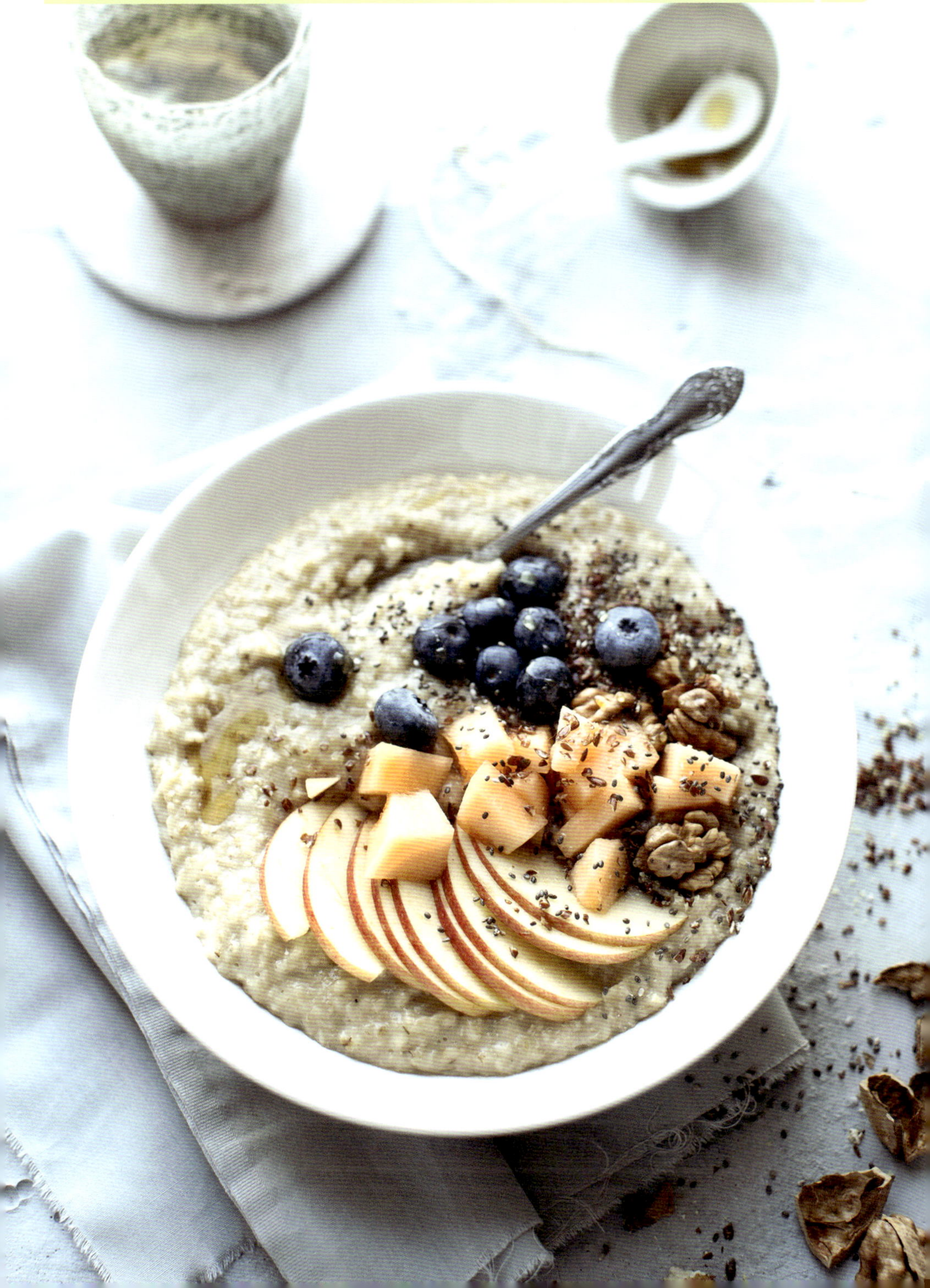

## Schnelle Dinkelbrötchen

Für 4 Brötchen

**Zubereitungszeit: 10 Minuten**
**Backzeit: 20 Minuten**

**Eine Portion enthält:**

| | |
|---|---|
| 268 kcal (1134 kJ) | 5 g Fett |
| 10 g Eiweiß | 45 g Kohlenhydrate |

### Zutaten

- 250 g Dinkelmehl Type 630
- 1 Pck. Backpulver
- Salz
- 160 ml Mineralwasser
- 1 EL Kürbiskerne
- 1 EL Sesamsamen
- 1 EL Sonnenblumenkerne

### Zubereitung

**1** Alle Zutaten vermengen, bis ein homogener Teig entsteht – ein paar Kerne zur Seite legen. Mit einem Esslöffel oder der Hand kleine Brötchen formen, die restlichen Kerne auf den Brötchen verteilen.

**2** Brötchen auf Backpapier legen und bei 200 °C Ober-/Unterhitze 10–20 Minuten backen.

**TIPP**

Für eine süße Alternative können Sie das Salz gegen Zucker austauschen und statt der Kerne gehackte Mandeln und Rosinen in den Teig geben.

## Die perfekte Müslimischung

Für ein großes Glas

**Zubereitungszeit: 5 Minuten**

**3–4 EL (50 g) enthalten:**

| | |
|---|---|
| 260 kcal (1089 kJ) | 17 g Fett |
| 8 g Eiweiß | 20 g Kohlenhydrate |

### Zutaten

- 100 g gepuffter Amaranth
- 250 g feine oder kernige Haferflocken
- 100 g geschrotete Leinsamen
- 200 g gehackte Nüsse
- 50 g Kakaonibs oder Kokoschips
- Joghurt oder Milch nach Belieben
- frische Früchte nach Belieben

### Zubereitung

**1** Alle trockenen Zutaten in einer Schüssel vermengen und in einem großen Aufbewahrungsglas oder einer -box luftdicht verschließen.

**2** Morgens das Müsli in Joghurt oder Milch geben und mit Obst kombinieren. Fertig ist das perfekte und schnelle Frühstück.

**TIPP**

Fertige Müslimischungen enthalten oft Zucker oder sind sehr teuer. Mischen Sie sich Ihr perfektes Müsli einfach selbst. Bei einer Müslimischung ist es wichtig, dass sie nicht nur Kohlenhydrate, sondern auch genügend Fett und Eiweiß enthält.

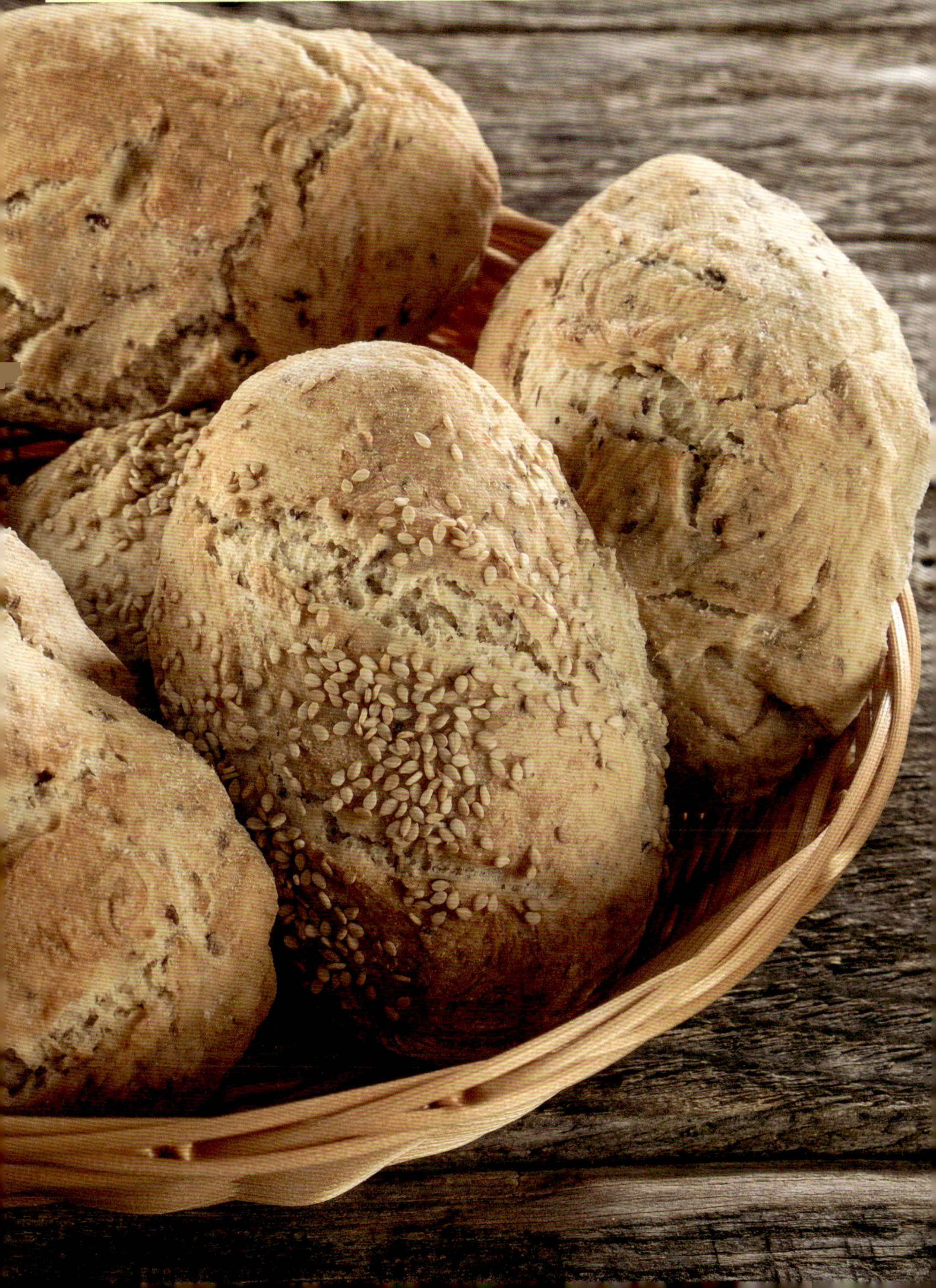

# Hafer-Linsen-Granola

Für ein großes Glas

**Zubereitungszeit: 15 Minuten**
**Backzeit: 30 Minuten**

**Nährwerte pro EL (50 g):**

| | |
|---|---|
| 214 kcal (896 kJ) | 9 g Fett |
| 7 g Eiweiß | 23 g Kohlenhydrate |

## Zutaten

- 70 g rote Linsen
- 50 g Walnüsse
- 250 g Haferflocken
- 50 g geschrotete Leinsamen
- 50 g Ahornsirup
- 2 EL Rapsöl
- Milch, 1,8 % Fett
- Obst nach Belieben

## Zubereitung

**1** Linsen mit der doppelten Menge Wasser (140 ml) bissfest garen. Das Wasser sollte vollständig aufgesogen sein.

**2** Walnüsse hacken und mit den Linsen und allen anderen Zutaten gut vermengen.

**3** Alles auf einem Backblech gut verteilen und bei 150 °C Umluft im Ofen für ca. 30 Minuten backen. Alle 10 Minuten sollte das Granola gewendet werden. Danach alles abkühlen lassen und in ein verschließbares Gefäß füllen.

**4** Mit Milch und Obst genießen.

# Tomatenomelett mit frischen Kräutern

Für 4 Portionen

**Zubereitungszeit: 15 Minuten**

**Eine Portion enthält:**

| | |
|---|---|
| 198 kcal (829 kJ) | 15 g Fett |
| 13 g Eiweiß | 3 g Kohlenhydrate |

## Zutaten

- 2 EL Rapsöl
- 3 Tomaten
- 8 Bio-Eier
- 50 ml Milch, 1,8 % Fett
- Salz, Pfeffer
- 1 Handvoll frisches Basilikum
- 1 Handvoll frischer Rucola

## Zubereitung

**1** Rapsöl in einer beschichteten Pfanne erhitzen. Tomaten waschen, Strunk entfernen und in dünne Scheiben schneiden. Die Eier zusammen mit Milch, Salz und Pfeffer aufschlagen und in die Pfanne geben. Tomaten auf die Eier geben.

**2** Den Deckel der Pfanne schließen und das Omelett bei mittlerer Hitze stocken lassen, bis es fest ist. Das Omelett aus der Pfanne nehmen und mit Rucola und Basilikum garnieren.

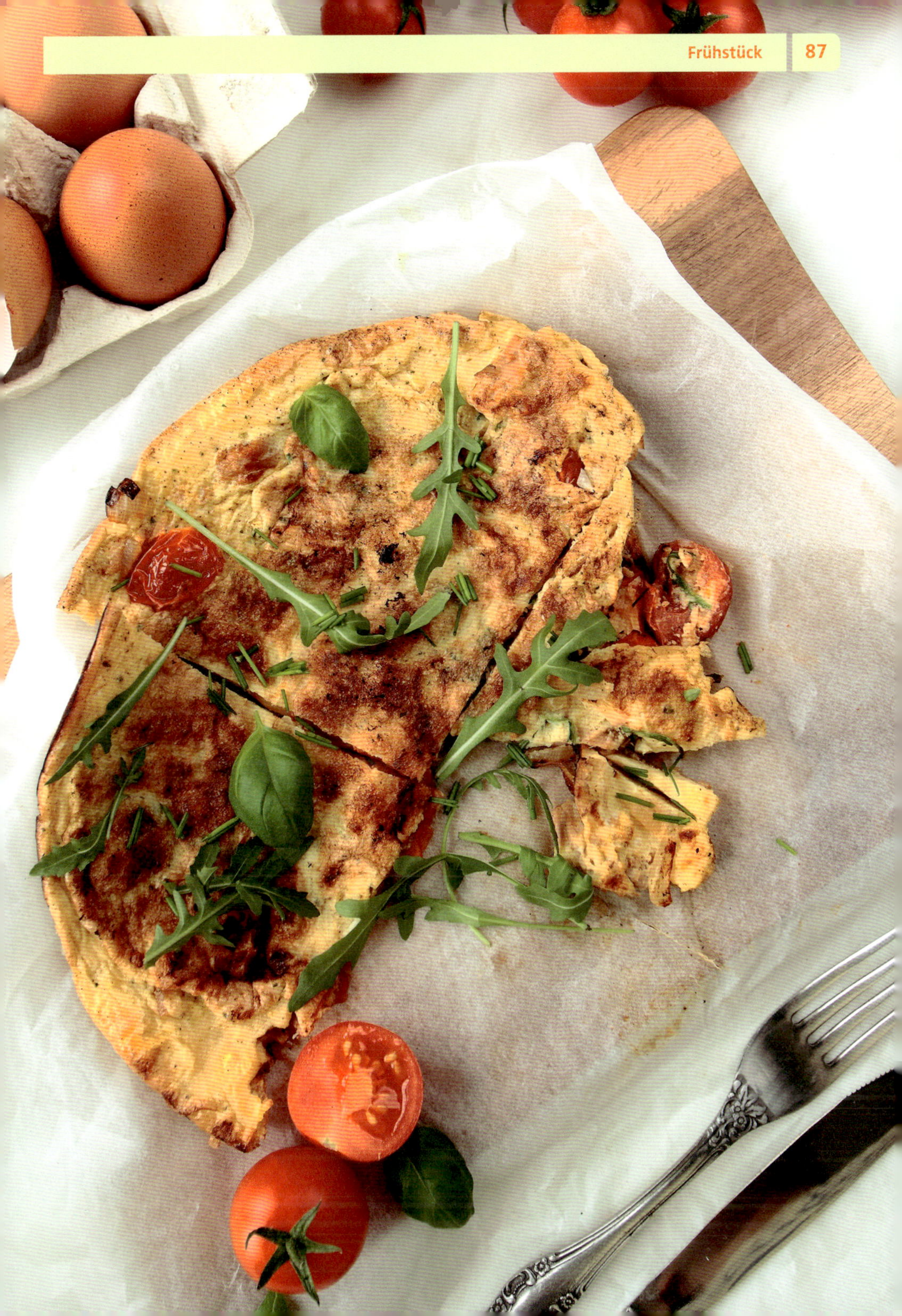

# AUFSTRICHE

## Schafskäse-Minze-Aufstrich

Für 4 Portionen

**Zubereitungszeit: 15 Minuten**

**Eine Portion enthält:**

| | |
|---|---|
| 247 kcal (1035 kJ) | 23 g Fett |
| 10 g Eiweiß | 1 g Kohlenhydrate |

### Zutaten

- 250 g Schafskäse
- 3 EL Olivenöl
- Saft ¼ Bio-Zitrone
- 1 Zweig frische Minze
- Chiliflocken
- Salz, Pfeffer

### Zubereitung

**1** Den Schafskäse mit einer Gabel zerdrücken, Öl und Zitronensaft dazugeben. Die Minze waschen, fein hacken und ebenfalls zum Schafskäse geben.

**2** Den Aufstrich mit Chiliflocken, Salz und Pfeffer abschmecken.

## Kürbiskernaufstrich

Für 4 Portionen

**Zubereitungszeit: 15 Minuten**

**Eine Portion enthält:**

| | |
|---|---|
| 154 kcal (643 kJ) | 12 g Fett |
| 8 g Eiweiß | 2 g Kohlenhydrate |

### Zutaten

- 1 rote Zwiebel
- 1 EL Rapsöl
- 4 EL Kürbiskerne
- 150 g Magerquark
- 2 EL Kürbiskernöl
- ½ Bund Schnittlauch
- Salz, Pfeffer

### Zubereitung

**1** Zwiebel schälen und fein hacken. Rapsöl in einer Pfanne erhitzen, die Zwiebeln kurz andünsten, aus der Pfanne nehmen und auskühlen lassen.

**2** Die Kürbiskerne grob hacken und in einer Pfanne anrösten.

**3** Angeröstete Kürbiskerne, Zwiebel, Kürbiskernöl und den fein gehackten Schnittlauch in den Quark geben. Etwas Schnittlauch zum Garnieren zur Seite legen. Den Aufstrich mit Pfeffer und Salz abschmecken. Mit dem restlichen Schnittlauch garnieren.

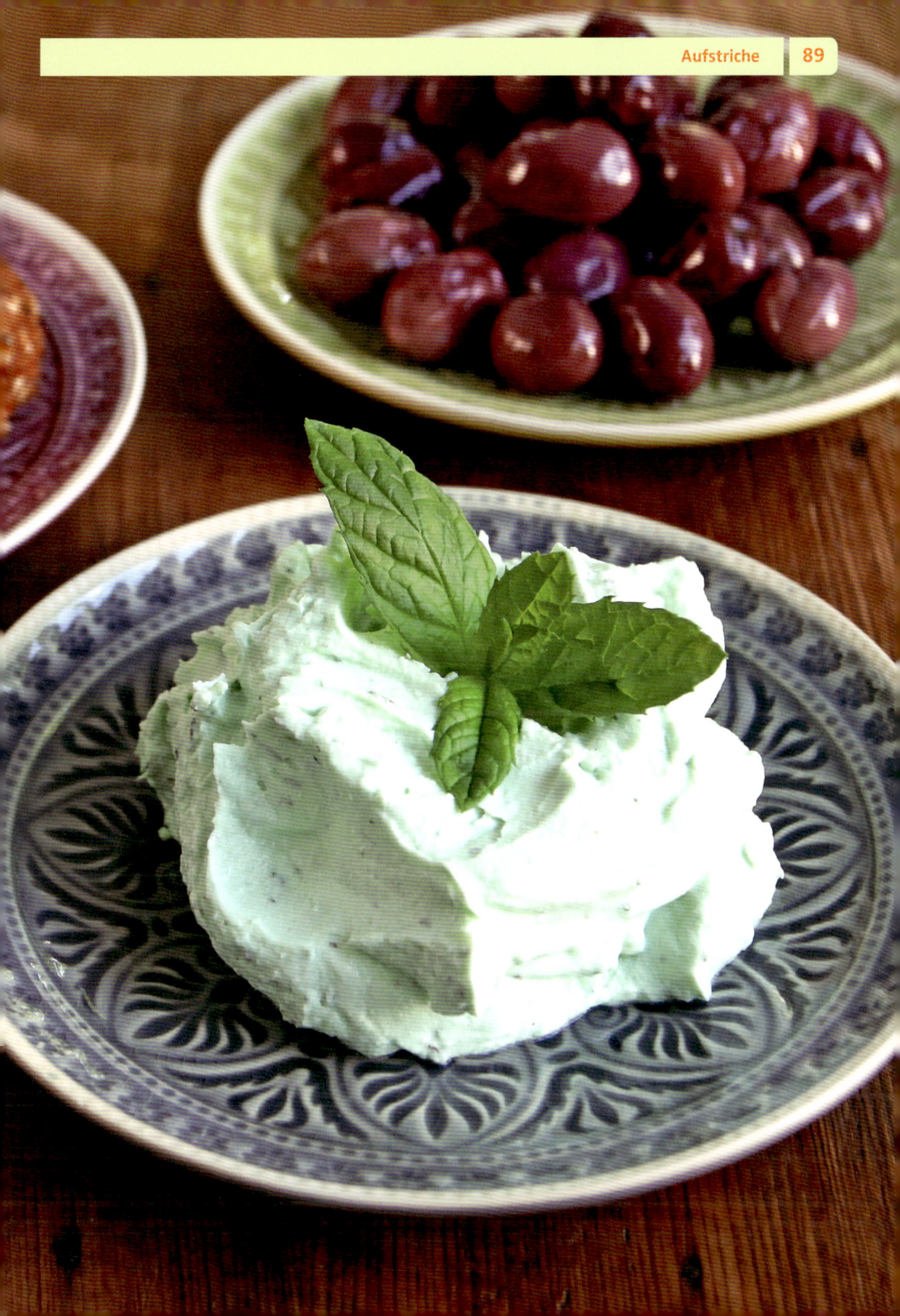

# Italienischer Grünkernaufstrich

Für 4 Personen

**Zubereitungszeit: 30 Minuten**

**Eine Portion enthält:**

| | |
|---|---|
| 140 kcal (588 kJ) | 10 g Fett |
| 2 g Eiweiß | 9 g Kohlenhydrate |

## Zutaten

- 50 g geschroteter Grünkern
- 125 ml Gemüsebrühe
- 1 rote Zwiebel
- 4 EL Olivenöl
- 1 Handvoll Rucola
- einige Blätter Oregano
- Salz, Pfeffer
- Chiliflocken

## Zubereitung

**1** Grünkernschrot mit der Gemüsebrühe aufkochen und für ca. 20 Minuten bei schwacher Hitze quellen lassen, ab und zu die Masse umrühren.

**2** Die Zwiebel schälen, in feine Würfel schneiden und zu dem quellenden Grünkern geben. Öl in die warme Masse geben und kräftig umrühren. Rucola und Oregano waschen, fein hacken und ebenfalls zu der Masse geben.

**3** Den Aufstrich mit Salz, Pfeffer und Chiliflocken nach Belieben abschmecken.

# Karotten-Ingwer-Aufstrich mit Cashewcrunch

Für 4 Personen

**Zubereitungszeit: 20 Minuten**

**Eine Portion enthält:**

| | |
|---|---|
| 316 kcal (1320 kJ) | 21 g Fett |
| 9 g Eiweiß | 20 g Kohlenhydrate |

## Zutaten

- 50 g Cashewkerne
- Ingwer (daumengroßes Stück)
- 2 säuerliche Äpfel (Jonagold, Granny Smith)
- 2 Karotten
- ½ Bio-Zitrone
- 200 g Magerquark
- 200 g Frischkäse
- Salz, Pfeffer

## Zubereitung

**1** Die Cashewkerne grob hacken und bei mittlerer Hitze in einer Pfanne anrösten. Ingwer in feine Würfel schneiden und mit in die Pfanne geben.

**2** Äpfel waschen, entkernen und fein raspeln, Karotten schälen und ebenfalls fein raspeln. Bio-Zitrone auspressen und über die geraspelten Äpfel und Karotten geben. Quark und Frischkäse dazugeben und unterrühren.

**3** Den Aufstrich mit Salz und Pfeffer abschmecken. Die gerösteten Cashewkerne und den Ingwer kurz vor dem Servieren unterheben.

# HAUPTGERICHTE

## VEGETARISCH

### Rote-Linsen-Tagliatelle

Für 4 Personen

**Zubereitungszeit: 20 Minuten**

**Eine Portion enthält:**

| | |
|---|---|
| 534 kcal (1777 kJ) | 20 g Fett |
| 19 g Eiweiß | 70 g Kohlenhydrate |

**Zutaten**

- 160 g rote Linsen
- 1 Knoblauchzehe
- 2 EL Rapsöl
- 200 ml Kokosmilch
- 200 ml Gemüsebrühe
- 250 g Tagliatelle
- 1 Bio-Zitrone
- frischer Thymian
- Salz, Pfeffer

**Zubereitung**

**1** Linsen in einem Sieb kurz abwaschen. Knoblauch schälen und fein schneiden oder pressen. Das Rapsöl in einer Pfanne erhitzen, Knoblauch und rote Linsen in die Pfanne geben.

**2** Kokosmilch und Gemüsebrühe vermischen, mit etwas Salz abschmecken und zu den Linsen in die Pfanne geben, alles einmal aufkochen lassen und ca. 7 Minuten köcheln.

**3** Die Nudeln währenddessen in Salzwasser zur gewünschten Bissfestigkeit kochen.

**4** Zitronenabrieb, etwas Zitronensaft und Thymian unter die Linsen geben. Die Nudeln abgießen und mit den Linsen mischen.

## Parmesan-Zucchini-Puffer

Für 4 Personen

**Zubereitungszeit: 35 Minuten**

**Eine Portion enthält:**

| | |
|---|---|
| 242 kcal (1012 kJ) | 18 g Fett |
| 16 g Eiweiß | 4 g Kohlenhydrate |

### Zutaten

- 200 g Zucchini
- 1 Karotte
- 100 g Emmentaler
- 40 g Parmesan
- 2 Bio-Eier
- 50 g Magerquark
- 2 EL Rapsöl
- Salz, Pfeffer

### Zubereitung

**1** Zucchini waschen, die Enden abschneiden und in eine Schüssel reiben. Karotte schälen und zu den Zucchini reiben. Emmentaler und Parmesan reiben. Die anderen Zutaten dazugeben, alles vermengen und die Masse abschmecken.

**2** Das Rapsöl in einer beschichteten Pfanne erhitzen. Mit einem Esslöffel oder einem kleinen Schöpfer gleich große Puffer in der Pfanne verteilen und bis zum gewünschten Bräunungsgrad rausbacken.

## Karottenpuffer mit Paprikadip

Für 4 Personen

**Zubereitungszeit: 25 Minuten**

**Eine Portion enthält:**

| | |
|---|---|
| 342 kcal (1437 kJ) | 15 g Fett |
| 17 g Eiweiß | 31 g Kohlenhydrate |

### Zutaten

- 700 g Karotten
- 50 g Dinkelmehl
- 30 g Dinkelgrieß
- 3 EL Walnüsse
- 3 Bio-Eier
- Paprikapulver
- 2 EL Rapsöl
- Salz, Pfeffer
- 1 rote Paprika
- 250 g Magerquark
- frische Petersilie

### Zubereitung

**1** Karotten schälen und raspeln. Mehl, Grieß, gehackte Nüsse und Eier zu den Karotten geben, die Masse mischen und mit Paprikapulver, Salz und Pfeffer würzen. Öl in einer Pfanne erhitzen und die Puffer von beiden Seiten goldgelb ausbacken.

**2** Paprika waschen und in feine Würfel schneiden. Unter den Quark heben und mit Salz, Pfeffer und gehackter Petersilie würzen.

# Couscous-Gemüsepfanne mit Feta

Für 4 Personen

**Zubereitungszeit: 35 Minuten**

**Eine Portion enthält:**

| | |
|---|---|
| 489 kcal (2057 kJ) | 20 g Fett |
| 20 g Eiweiß | 53 g Kohlenhydrate |

## Zutaten

- 250 g Couscous
- 200 g Champignons
- 2 Karotten
- 1 Paprika
- 150 g Mais (Dose)
- 2 EL Rapsöl
- 200 g Feta
- Salz, Pfeffer

## Zubereitung

**1** 250 ml gesalzenes Wasser oder Gemüsebrühe zum Kochen bringen. Topf vom Herd nehmen, Couscous in die Flüssigkeit einrühren und zugedeckt ca. 5 Minuten quellen lassen. Den Couscous etwas auflockern.

**2** Champignons abbürsten und vierteln, Karotten schälen und in Scheiben schneiden, Paprika waschen und in Streifen schneiden, den Mais in ein Sieb abgießen. Rapsöl in einer Pfanne erhitzen und Pilze, Paprika und Karotten darin anbraten, den Mais etwas später dazugeben.

**3** Nachdem das Gemüse angebraten ist, den Couscous mit in die Pfanne geben, alles gut vermengen und noch etwas mit anbraten.

**4** Den Feta in kleine Stücke schneiden oder zerbröseln und über das Couscousgemüse geben. Den Deckel auf die Pfanne geben bis der Feta etwas geschmolzen ist.

# Shakshuka

Für 4 Personen

**Zubereitungszeit: 30 Minuten**

**Eine Portion enthält:**

| | |
|---|---|
| 179 kcal (752 kJ) | 11 g Fett |
| 9 g Eiweiß | 9 g Kohlenhydrate |

## Zutaten

- 1 Zwiebel
- 1 Knoblauchzehe
- 2 EL Rapsöl
- 6 Tomaten
- 1 Paprika
- 4 Bio-Eier
- 1 TL Kreuzkümmel
- Salz, Pfeffer
- Paprikapulver
- Chiliflocken
- 1 Handvoll Petersilie

## Zubereitung

**1** Zwiebel schälen und in feine Würfel schneiden, Knoblauch abziehen und ebenfalls fein schneiden oder pressen. Das Öl in einer Pfanne erhitzen, Zwiebeln und Knoblauch dazugeben und kurz andünsten.

**2** Tomaten und Paprika waschen, in Würfel schneiden und mit in die Pfanne geben. Das Gemüse mit den Gewürzen abschmecken und ca. 8 Minuten köcheln lassen.

**3** Mit einem Löffel vier Vertiefungen in das Gemüse drücken und in jede Vertiefung ein Ei aufschlagen. Den Deckel auf die Pfanne geben und Eier bei mittlerer Hitze ca. 7 Minuten stocken lassen.

**4** Vor dem Servieren mit fein gehackter Petersilie bestreuen.

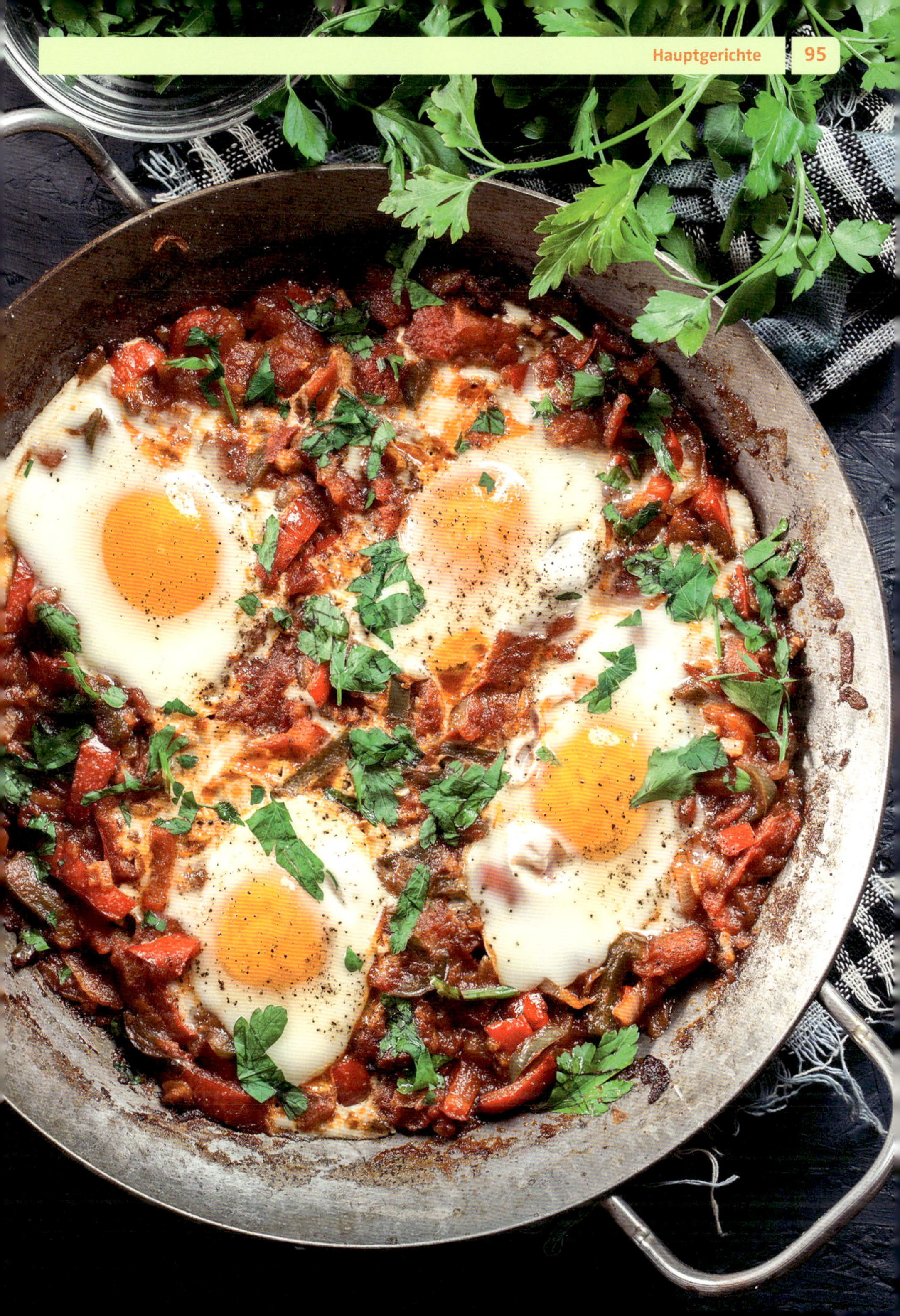

## Rote-Beete-Carpaccio

Für 4 Personen

**Zubereitungszeit: 25 Minuten**

**Eine Portion enthält:**

| | |
|---|---|
| 574 kcal (2398 kJ) | 43 g Fett |
| 17 g Eiweiß | 27 g Kohlenhydrate |

### Zutaten

- 1 Handvoll gemischte Kräuter
- 8 Rote Bete, vakuumiert
- Salz , Pfeffer
- 250 g Feta
- 100 g Walnüsse
- 4 EL Olivenöl

### Zubereitung

**1** Rote Bete waschen, schälen und in hauchdünne Scheiben schneiden oder hobeln. Fächerförmig auf einen Teller legen und mit Salz und Pfeffer würzen.

**2** Die Kräuter waschen, Fetakäse in Würfel schneiden. Beides darüber streuen. Olivenöl darüber träufeln und das Carpaccio ca. 10 Minuten durchziehen lassen

**3** Walnüsse in einer Pfanne bei mittlerer Hitze anrösten und über das Carpaccio geben.

## Ofengemüse

Für 4 Personen

**Zubereitungszeit: 15 Minuten**
**Backzeit: 45 Minuten**

**Eine Portion enthält:**

| | |
|---|---|
| 311 kcal (1297 kJ) | 11 g Fett |
| 5 g Eiweiß | 43 g Kohlenhydrate |

### Zutaten

- 6 mittelgroße Kartoffeln (festkochend)
- 2 Karotten
- 2 Pastinaken
- 1 Rote Bete
- 4 EL Olivenöl
- Salz, Pfeffer
- getr. Thymian
- getr. Rosmarin
- getr. Oregano

### Zubereitung

**1** Den Backofen auf 180 °C Umluft vorheizen.

**2** Kartoffeln, Karotten, Pastinaken und Rote Bete in gleich große Stücke schneiden. Je kleiner die Stücke, desto kürzer brauchen sie, bis sie gar sind.

**3** Das Gemüse in eine Schüssel geben und mit dem Öl und den Gewürzen vermengen. Backpapier auf ein Backblech legen und das Gemüse darauf verbreiten. Das Blech für 25–40 Minuten in den Backofen geben, bis das Gemüse die gewünschte Bräunung erreicht hat.

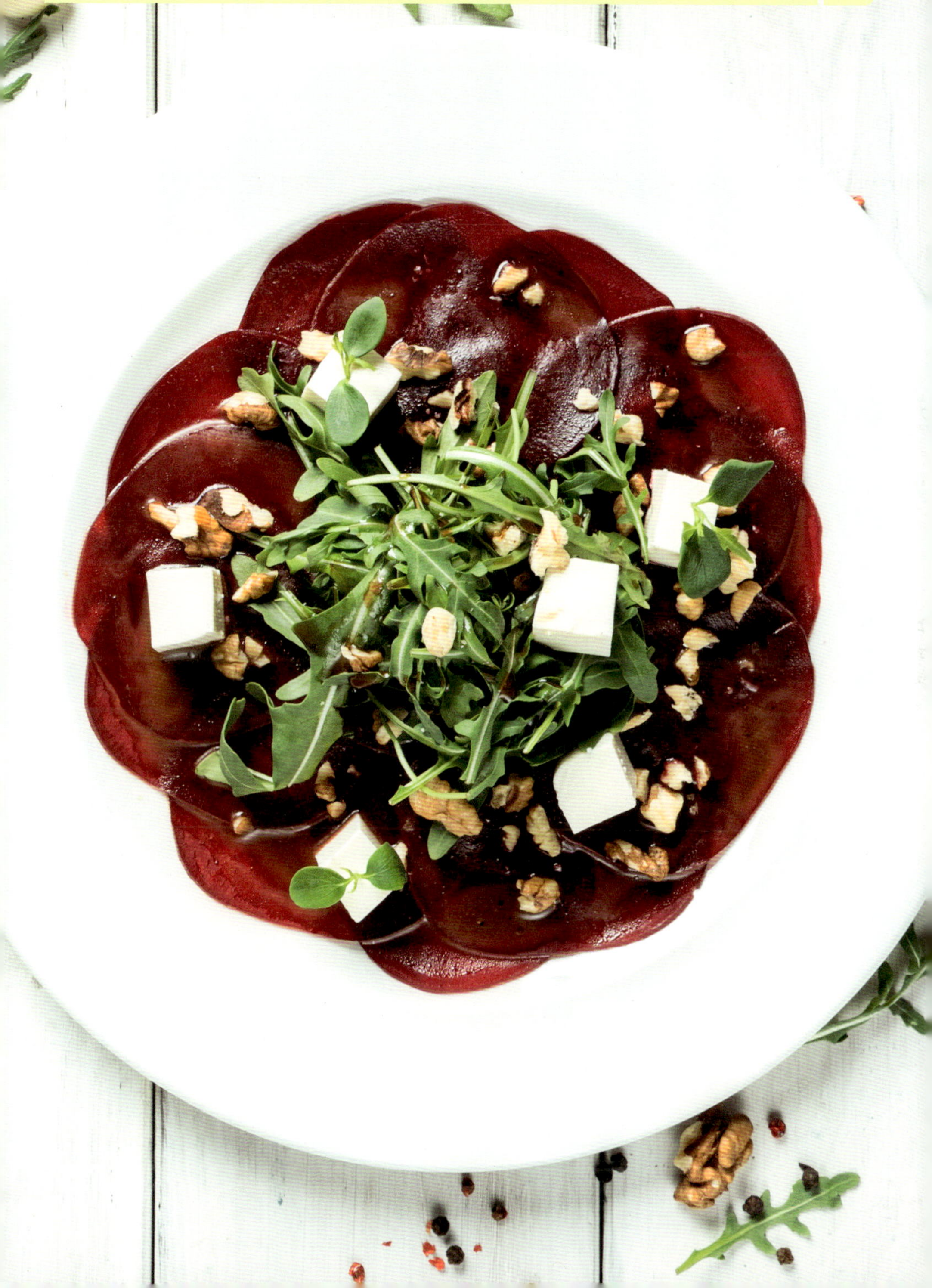

# Frischer Quinoasalat

Für 4 Personen

**Zubereitungszeit: 20 Minuten**

**Eine Portion enthält:**

| | |
|---|---|
| 328 kcal (1382 kJ) | 12 g Fett |
| 12 g Eiweiß | 40 g Kohlenhydrate |

## Zutaten

- 240 g Quinoa
- 1 Salatgurke
- 100 g Cherrytomaten
- 150 g Radieschen
- 200 g Rotkohl
- 1 Knoblauchzehe
- ½ Bio-Zitrone oder Essig
- 2 EL Olivenöl
- 100 ml kalte Gemüsebrühe
- 20 g Walnüsse
- frischer Oregano
- Salz, Pfeffer

## Zubereitung

**1** Quinoa in einem Sieb abwaschen und mit der 2,5-fachen Menge (600 ml) gesalzenem Wasser kochen.

**2** In der Zwischenzeit das Gemüse putzen und in mundgerechte Stücke schneiden.

**3** Für das Dressing die Knoblauchzehe abziehen und fein hacken. Zitrone auspressen und mit Knoblauch, Zitrone bzw. Essig sowie Olivenöl und kalter Gemüsebrühe vermengen.

**4** Die Walnusskerne bei mittlerer Hitze in einer Pfanne anrösten. Oregano waschen und fein hacken.

**5** Das Gemüse und die Quinoa in eine Schüssel geben, das Dressing darübergeben und gut untermischen. Salzen und pfeffern. Anschließend geröstete Walnüsse und Oregano auf dem Salat verteilen.

# Ofenravioli

Für 4 Personen (1 Blech)

**Zubereitungszeit: 15 Minuten**
**Backzeit: 20 Minuten**

**Eine Portion enthält:**

| | |
|---|---|
| 764 kcal (3201 kJ) | 45 g Fett |
| 30 g Eiweiß | 56 g Kohlenhydrate |

## Zutaten

- 4 Karotten
- 1 Zucchini
- 2 rote Paprika
- 50 g getrocknete Tomaten
- 2 Knoblauchzehen
- 2 Packungen Ravioli
- 3 EL Olivenöl
- 200 ml Tomatensaft
- 1 TL Gemüsebrühe
- 120 g Rucola
- 60 g Parmesankäse
- 200 g Feta
- 2 EL Balsamicoessig
- Salz, Pfeffer

## Zubereitung

**1** Den Ofen auf 200 °C Umluft vorheizen.

**2** Das Gemüse waschen und putzen. Karotten schälen und in dünne Scheiben schneiden, die Zucchini halbieren und ebenfalls in Scheiben und die Paprika in grobe Stücke schneiden.

**3** Getrocknete Tomaten vierteln, Knoblauch in feine Scheiben schneiden. Das Gemüse zusammen mit den Ravioli und dem Öl auf einem Backblech mischen und gleichmäßig verteilen. Im heißen Backofen 20 Minuten backen.

**4** 250 ml Wasser mit dem Tomatensaft und der Brühe vermengen und nach 5 Minuten über den Ravioli verteilen. Alles zu Ende garen und zweimal zwischendurch umrühren.

**5** Währenddessen den Rucola waschen und trocken schleudern. Parmesan mit dem Sparschäler zu Spänen hobeln. Feta in Würfel schneiden

**6** Feta 5 Minuten vor Ende der Garzeit über die Ravioli geben. Rucola und Parmesan über die fertigen Ravioli streuen und servieren.

# Grünkernküchlein

Für 4 Personen

**Zubereitungszeit: 30 Minuten**

**Eine Portion enthält:**

| | |
|---|---|
| 194 kcal (818 kJ) | 4 g Fett |
| 7 g Eiweiß | 31 g Kohlenhydrate |

## Zutaten

- 2 EL Rapsöl
- 1 Zwiebel
- 1 EL Frühlingszwiebeln
- 250 g geschroteter Grünkern
- ½ l Gemüsebrühe
- 1 Knoblauchzehe
- 50 g Magerquark
- 1 EL Petersilie
- 4 EL Haferflocken
- Salz, Pfeffer
- Muskanuss, gemahlen

## Zubereitung

**1** 1 EL Rapsöl in einer Pfanne erhitzen. Die Zwiebel schälen, würfeln und in der Pfanne dünsten, den geschroteten Grünkern dazugeben und kurz mitrösten. Alles mit der Gemüsebrühe ablöschen. 2 Die Masse bei geringer Hitze für ca. 15 Minuten quellen lassen und dabei öfter umrühren, bis der Grünkern weich ist.

**2** Die Knoblauchzehe schälen, fein würfeln oder pressen, mit dem Magerquark, der Petersilie und den Gewürzen zu der lauwarmen Grünkernmasse geben und gut vermischen.

**3** Aus der Masse kleine flache Küchlein formen, in Haferflocken wälzen. 1 EL Rapsöl in einer Pfanne erhitzen und die Küchlein von beiden Seiten knusprig herausbacken.

**TIPP**

Gut dazu schmeckt ein bunter Salat oder ein Kräuterquark.

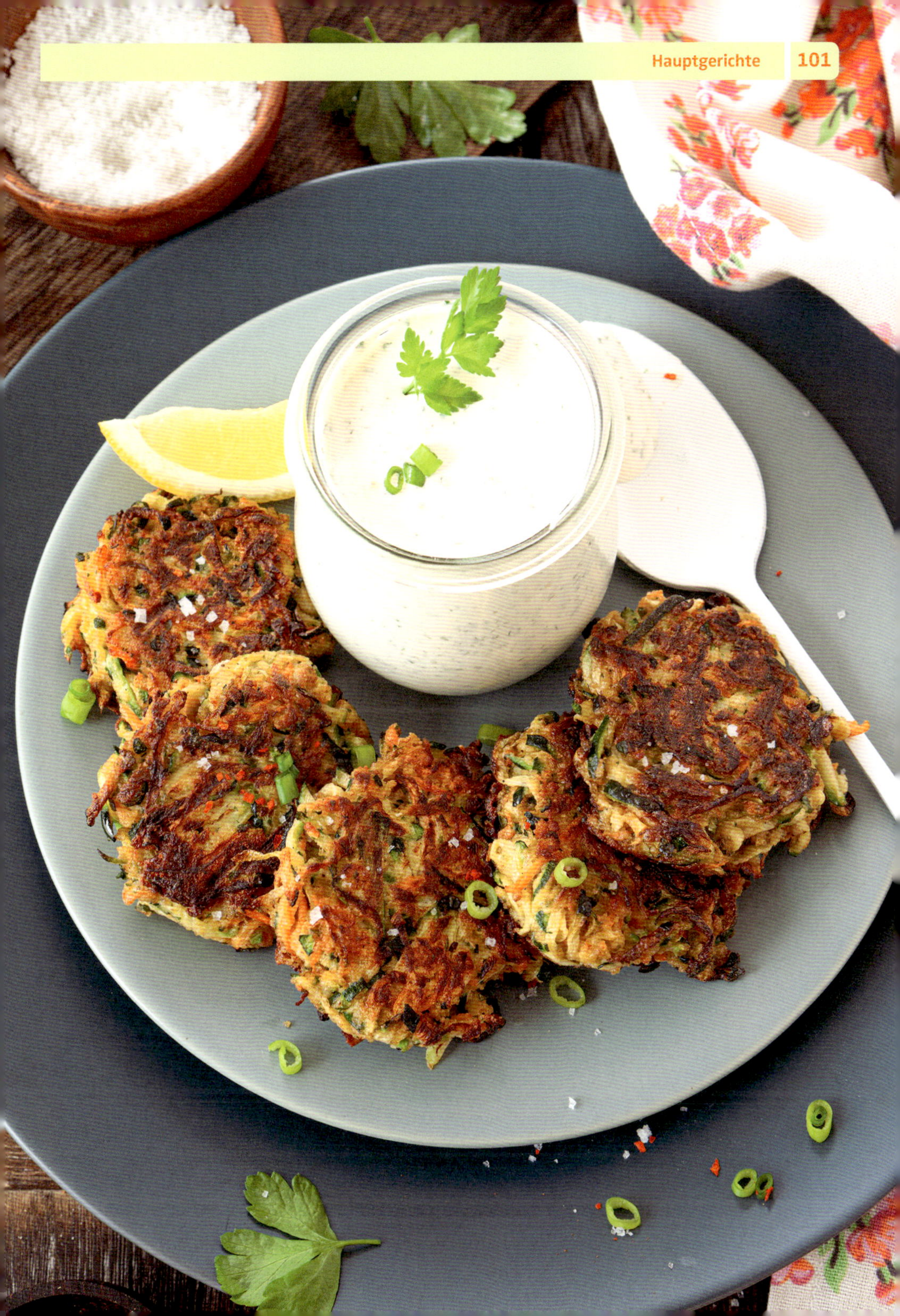

# Linsendahl mit Naanbrot

Für 4 Personen

**Zubereitungszeit: 30 Minuten**
**Backzeit: 20 Minuten**

**Eine Portion enthält:**

| | |
|---|---|
| 454 kcal (1901 kJ) | 36 g Fett |
| 19 g Eiweiß | 11 g Kohlenhydrate |

## Zutaten

- 2 Zwiebeln
- 3 Knoblauchzehen
- 1 EL Olivenöl
- 300 g rote Linsen
- 800 ml Gemüsebrühe
- 1 Stück Ingwer (Daumendick)
- 1 TL Kurkuma
- 1 TL Currypulver
- 1 TL gemahlener Koriander
- 1 TL Paprikapulver
- 1 TL Kreuzkümmel
- Salz, Pfeffer
- 250 ml Kokosmilch
- 250 g gehackte Tomaten (frisch oder Dose)
- 2 EL Zitronensaft
- 4 EL Naturjoghurt
- frischer Koriander

**Für das Naanbrot:**

- 400 g Mehl
- ½ TL Salz
- 200 ml Wasser

## Zubereitung

**1** Die Zwiebeln klein schneiden, den Knoblauch hacken und beides kurz in Olivenöl anschwitzen. Rote Linsen dazugeben und mit Gemüsebrühe ablöschen. Deckel auf den Topf oder die Pfanne geben und circa 7 Minuten köcheln lassen.

**2** Währenddessen das Mehl mit Salz und dem Wasser zu einem Teig kneten. Das Wasser nach und nach dazugeben, dabei darauf achten, dass der Teig nicht zu weich wird – er sollte nicht klebrig sein, aber auch nicht zu fest.

**3** Vier bis sechs Kugeln aus dem Teig formen. Die Kugel ohne Öl plattgedrückt in eine Pfanne mit Deckel geben. Bei mittlerer Hitze mit Deckel für 1–2 Minuten pro Seite backen.

**4** Ingwer, Gewürze, Salz, Pfeffer, Kokosmilch und gehackte Tomaten zu den Linsen geben. Wieder mit Deckel für 10 Minuten köcheln lassen. Nun testen, ob die Linsen gar sind, wenn ja, vom Herd nehmen und mit Gewürzen und Zitronensaft abschmecken.

**5** Mit dem Naanbrot und einem Klecks Naturjoghurt sowie etwas frischem Koriander servieren.

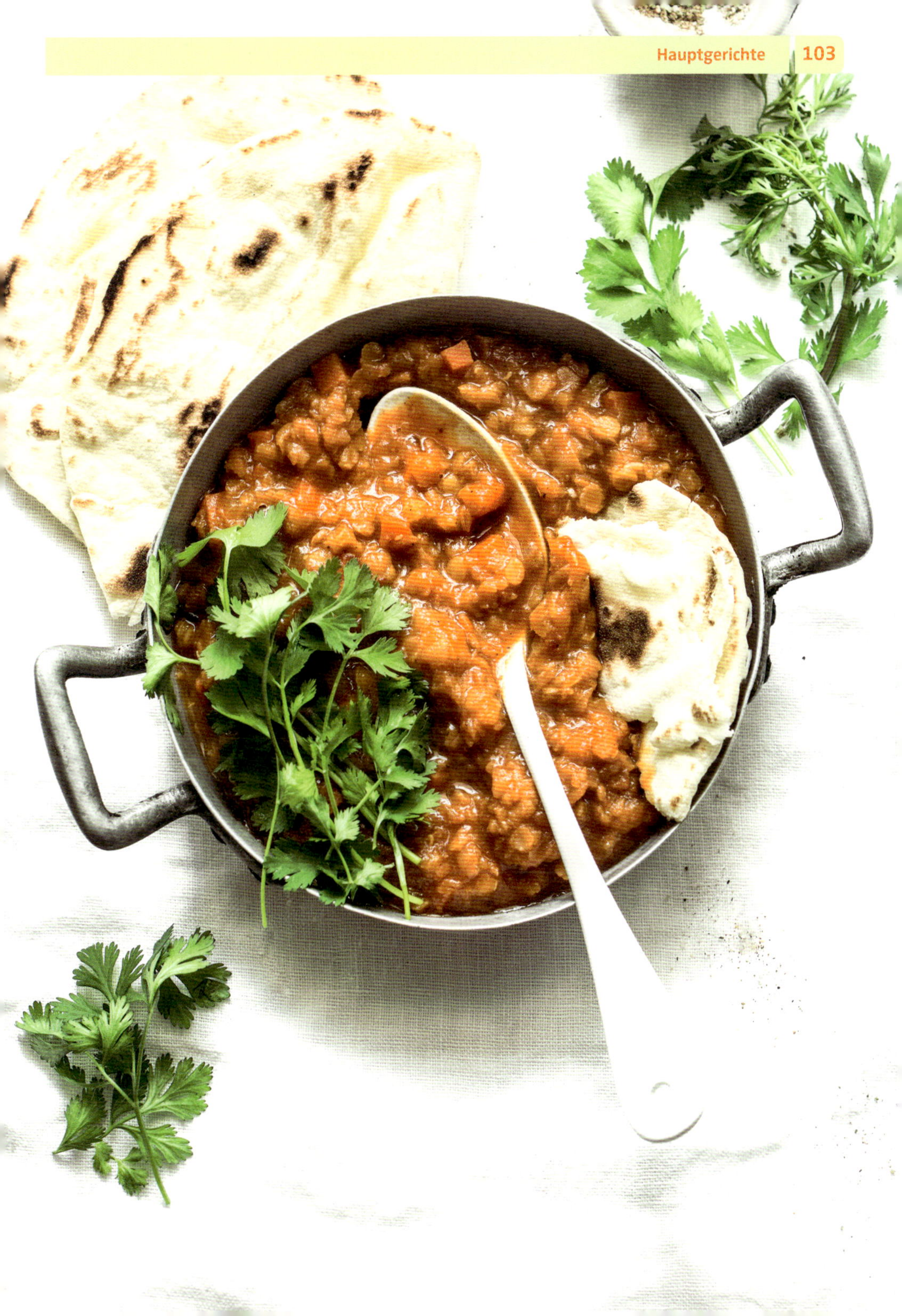

# Cilli sin Carne

Für 4 Personen

**Zubereitungszeit: 20 Minuten**

**Eine Portion enthält:**

| | |
|---|---|
| 260 kcal (1091 kJ) | 5 g Fett |
| 14 g Eiweiß | 33 g Kohlenhydrate |

## Zutaten

- 1 Zwiebel
- 1 Knoblauchzehe
- 80 g Linsen
- 1 EL Rapsöl
- 300 ml Gemüsebrühe
- 250 g Kidneybohnen (Dose)
- 300 g Mais (Dose)
- 250 ml passierte Tomaten (Dose)
- Kreuzkümmel
- Paprikapulver
- Chilipulver
- Salz, Pfeffer
- 100 g Naturjoghurt

## Zubereitung

**1** Zwiebel fein würfeln und Knoblauch fein hacken. Zusammen mit den Linsen in einem Topf mit dem Öl anbraten. Mit der Gemüsebrühe aufgießen und mit einem Deckel für 15 Minuten köcheln lassen.

**2** Die Kidneybohnen und den Mais in einem Sieb abgießen und abspülen. Beides zusammen mit den passierten Tomaten zugeben und aufkochen lassen.

**3** Das Chili mit den Gewürzen nach Geschmack abschmecken und mit einem Klecks Joghurt servieren.

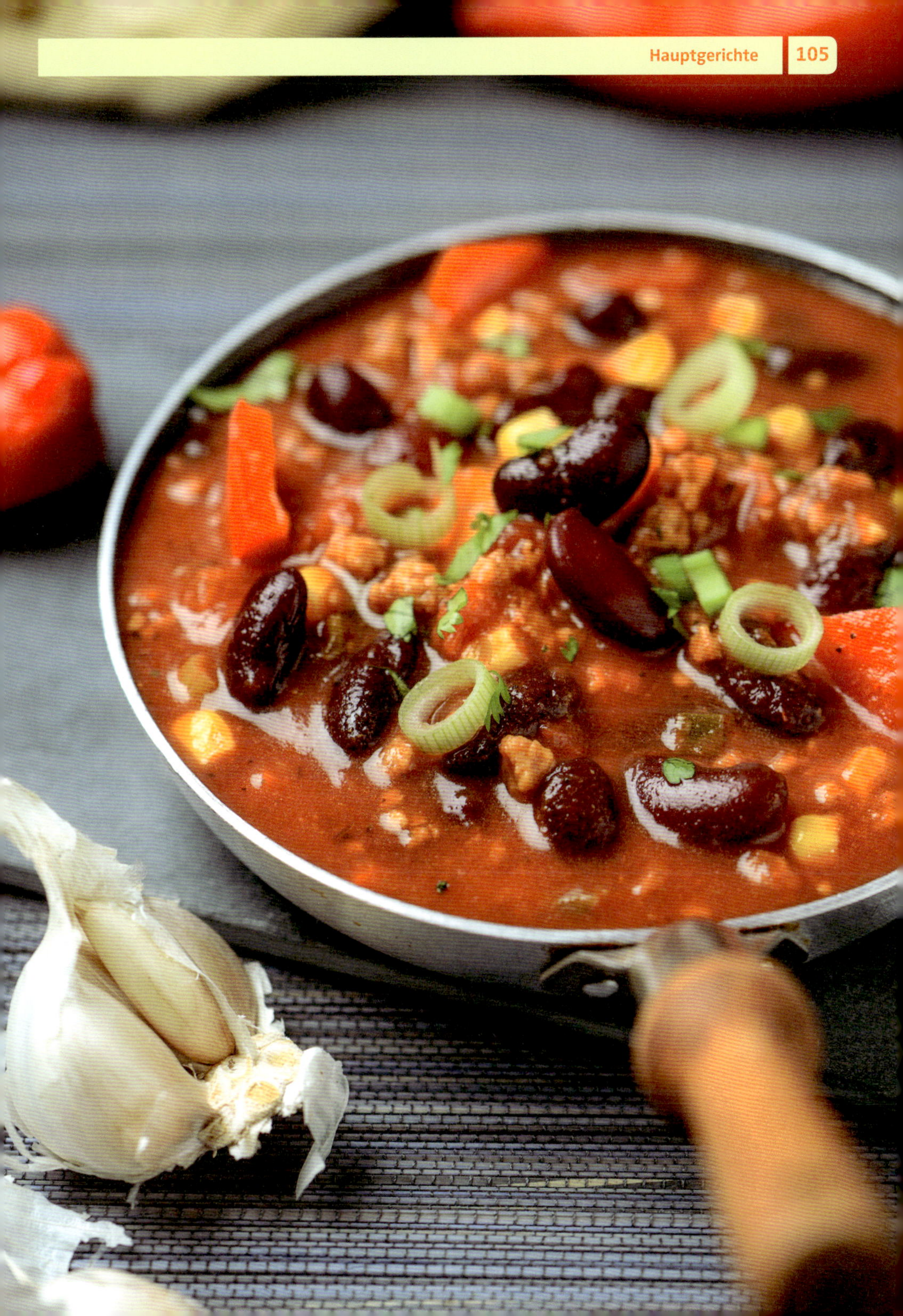

# Low Carb Käse-Gemüse-Muffins

Für 12 Stück

**Zubereitungszeit: 10 Minuten**
**Backzeit: 15 Minuten**

**Eine Portion enthält:**

| | |
|---|---|
| 93 kcal (389 kJ) | 6 g Fett |
| 7 g Eiweiß | 1 g Kohlenhydrate |

## Zutaten

- 8 Bio-Eier
- 100 ml Milch, 1,8 % Fett
- 1 gelbe Paprika
- ½ Zucchini
- 100 g Gouda
- Salz, Pfeffer
- frische Kräuter nach Belieben

## Zubereitung

**1** Den Ofen auf 180 °C Umluft vorheizen.

**2** Eier in eine Schüssel geben und mit der Milch aufschlagen. Paprika und Zucchini waschen, in kleine Würfel schneiden und anschließend zu den Eiern geben. Den Käse in die Eimasse reiben und alles mit Salz, Pfeffer und den fein gehackten frischen Kräutern würzen.

**3** Muffinförmchen in ein Muffinblech geben und die Eimasse in 12 Förmchen verteilen. Für 15 Minuten im vorgeheizten Backofen backen.

# Gorgonzolapasta mit Erbsen

Für 4 Personen

**Zubereitungszeit: 20 Minuten**

**Eine Portion enthält:**

| | |
|---|---|
| 512 kcal (2161 kJ) | 15 g Fett |
| 23 g Eiweiß | 65 g Kohlenhydrate |

## Zutaten

- 300 g Nudeln
- 500 g Erbsen (TK)
- 2 TL Butter
- 120 g Gorgonzola
- Salz, Pfeffer
- Muskatnuss, gemahlen

## Zubereitung

**1** Die Nudeln nach Packungsanweisung kochen. Dabei die gefrorenen Erbsen ebenfalls nach Packungsanweisung garen.

**2** Inzwischen Butter und Gorgonzola in eine Pfanne geben und bei kleiner Hitze schmelzen lassen, dabei ggf. etwas Kochwasser hinzugeben, bis eine glatte Sauce entsteht

**3** Die Nudeln und die Erbsen in der Sauce schwenken und mit Salz, Pfeffer und Muskatnuss abschmecken.

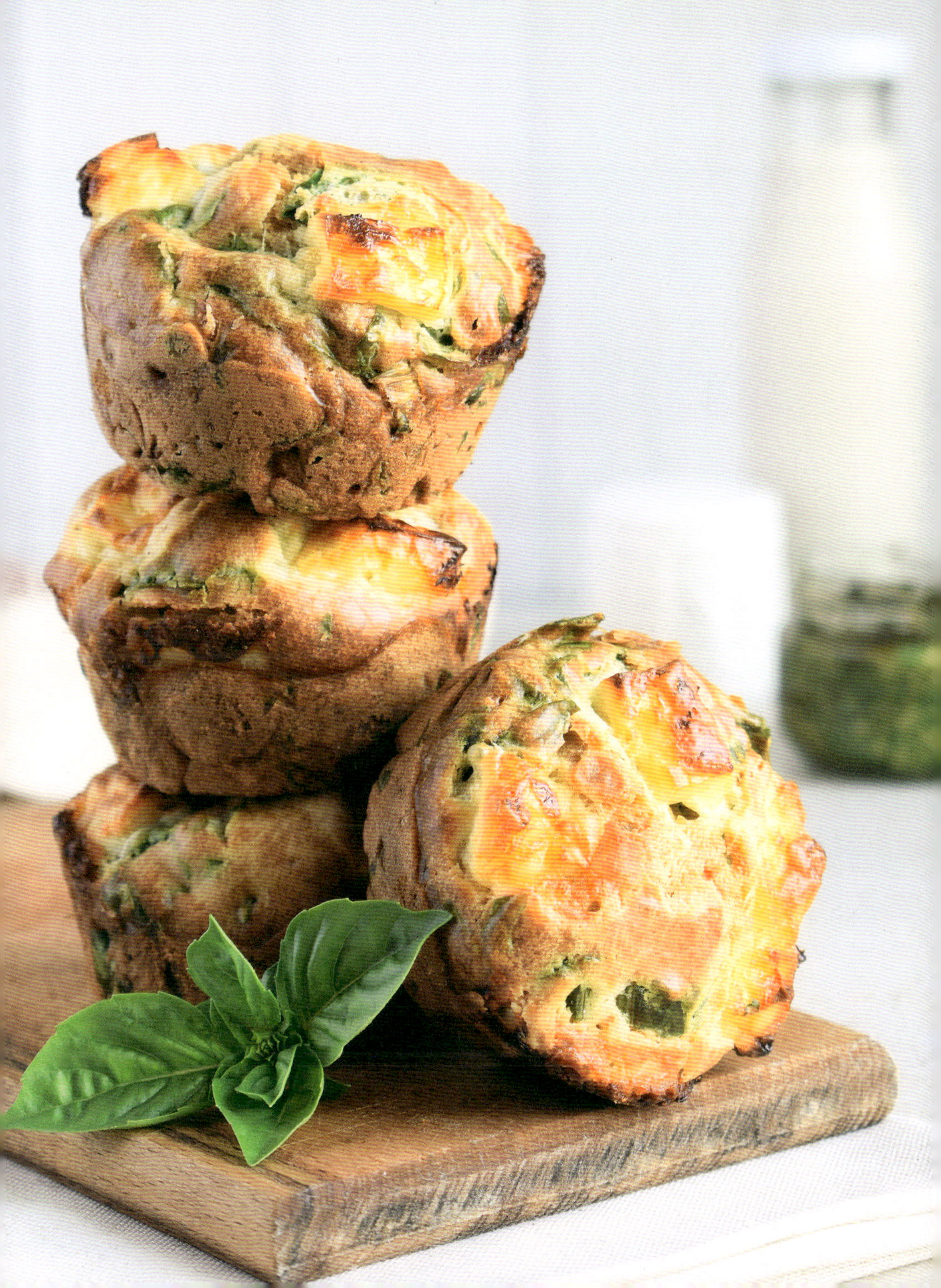

# Gnocchi-Tomate-Mozzarella-Pfanne

Für 4 Personen

**Zubereitungszeit: 20 Minuten**
**Backzeit: 15 Minuten**

**Eine Portion enthält:**

| | |
|---|---|
| 412 kcal (1740 kJ) | 19 g Fett |
| 16 g Eiweiß | 45 g Kohlenhydrate |

## Zutaten

- 500 g Gnocchi (Kühlregal)
- 1 Knoblauchzehe
- 1 Handvoll Basilikum
- 300 g Cocktailtomaten
- 250 g Mozzarella
- 2 EL Olivenöl
- Salz, Pfeffer

## Zubereitung

**1** Die Gnocchi nach Packungsanleitung kochen. Währenddessen den Knoblauch fein hacken, Basilikum grob hacken, Tomaten halbieren und Mozzarella würfeln.

**2** Knoblauch und Tomaten im Olivenöl garen, bis die Tomaten weich werden, dann die Gnocchi und Mozzarella hinzugeben. Unter ständigem Rühren schmelzen lassen und mit Salz und Pfeffer abschmecken. Das Basilikum unterheben und anrichten.

# Einfacher Kichererbsen-nudel-Salat

Für 4 Personen

**Zubereitungszeit: 15 Minuten**

**Eine Portion enthält:**

| | |
|---|---|
| 441 kcal (1843 kJ) | 10 g Fett |
| 33 g Eiweiß | 48 g Kohlenhydrate |

## Zutaten

- 240 g Kichererbsennudeln
- 400 g Blattspinat
- 240 g Skyrella
- 400 g Mais (Dose)
- 4 EL Pesto
- Salz, Pfeffer

## Zubereitung

**1** Die Nudeln nach Packungsanweisung kochen.

**2** Spinat waschen und mit Skyrella klein schneiden. Nudeln mit Spinat, Skyrella, Mais und Pesto in einer großen Schüssel vermengen, anschließend den Salat mit Salz und Pfeffer würzen.

**TIPP**

Den Salat kann man warm sowie kalt genießen. Skyrella ist ein mozzarella-ähnlicher Käse mit wenig Fett und viel Eiweiß.

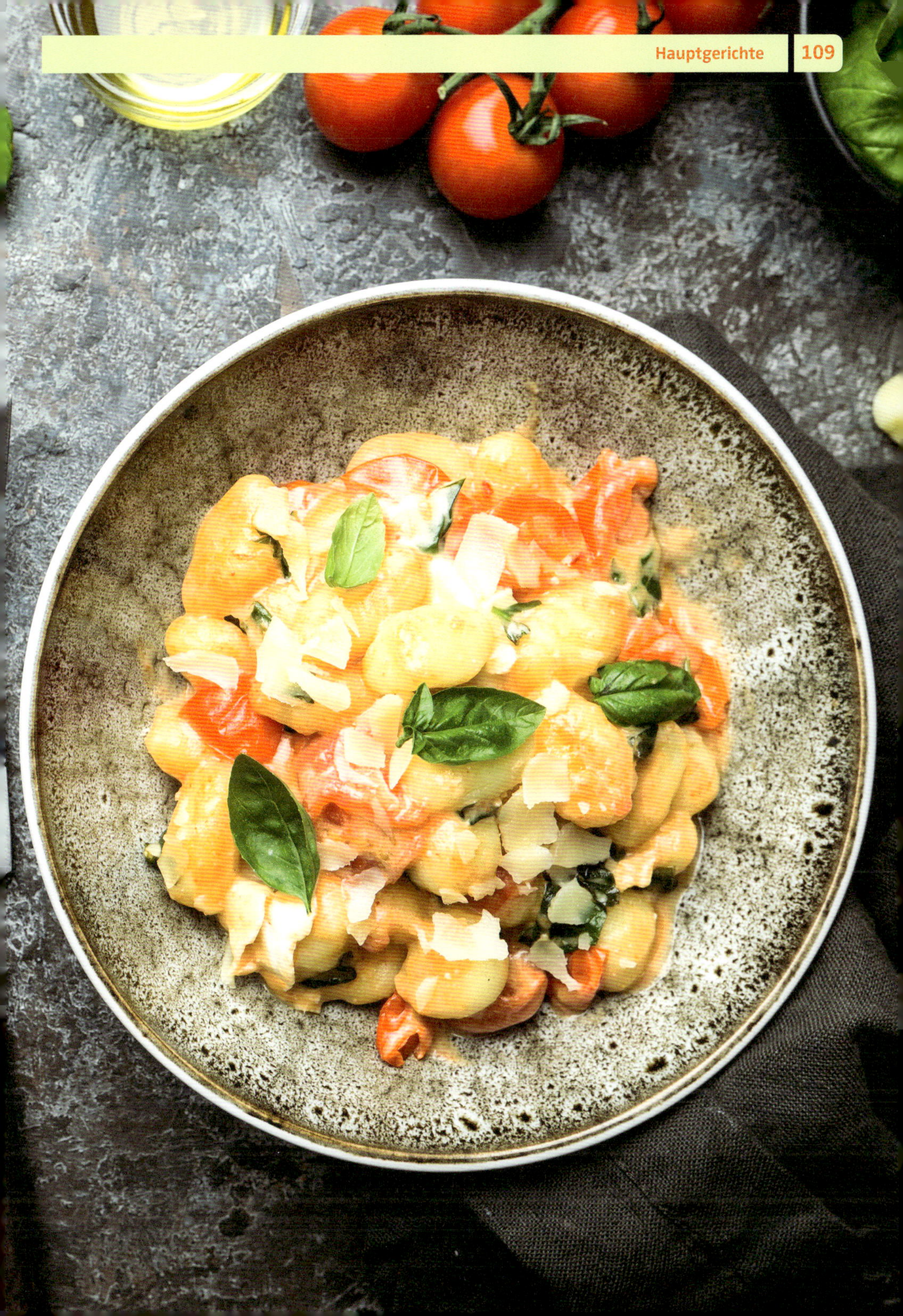

# Baked Feta Pasta

Für 4 Personen

**Zubereitungszeit: 10 Minuten**
**Backzeit: 25 Minuten**

**Eine Portion enthält:**

| | |
|---|---|
| 524 kcal (2210 kJ) | 24 g Fett |
| 17 g Eiweiß | 59 g Kohlenhydrate |

## Zutaten

- 300 g Cocktailtomaten
- 3 Knoblauchzehen
- 250 g Feta
- 3 EL Olivenöl
- italienische Kräuter nach Wahl
- 300 g Nudeln
- Salz, Pfeffer

## Zubereitung

**1** Den Ofen auf 175 °C Umluft vorheizen.

**2** Tomaten waschen und Knoblauchzehen schälen. Den Feta in die Mitte einer Auflaufform setzen und Tomaten und Knoblauch darum verteilen. Alles mit Olivenöl beträufeln und die Gewürze darüberstreuen. Die Auflaufform für ca. 25 Minuten in den Ofen geben.

**3** Inzwischen die Nudeln nach Packungsanweisung kochen.

**4** Nach der Garzeit den Baked Feta aus dem Ofen nehmen, alles mit einer Gabel gut zerdrücken, durchmischen und abschmecken. Mit der gekochten Pasta servieren.

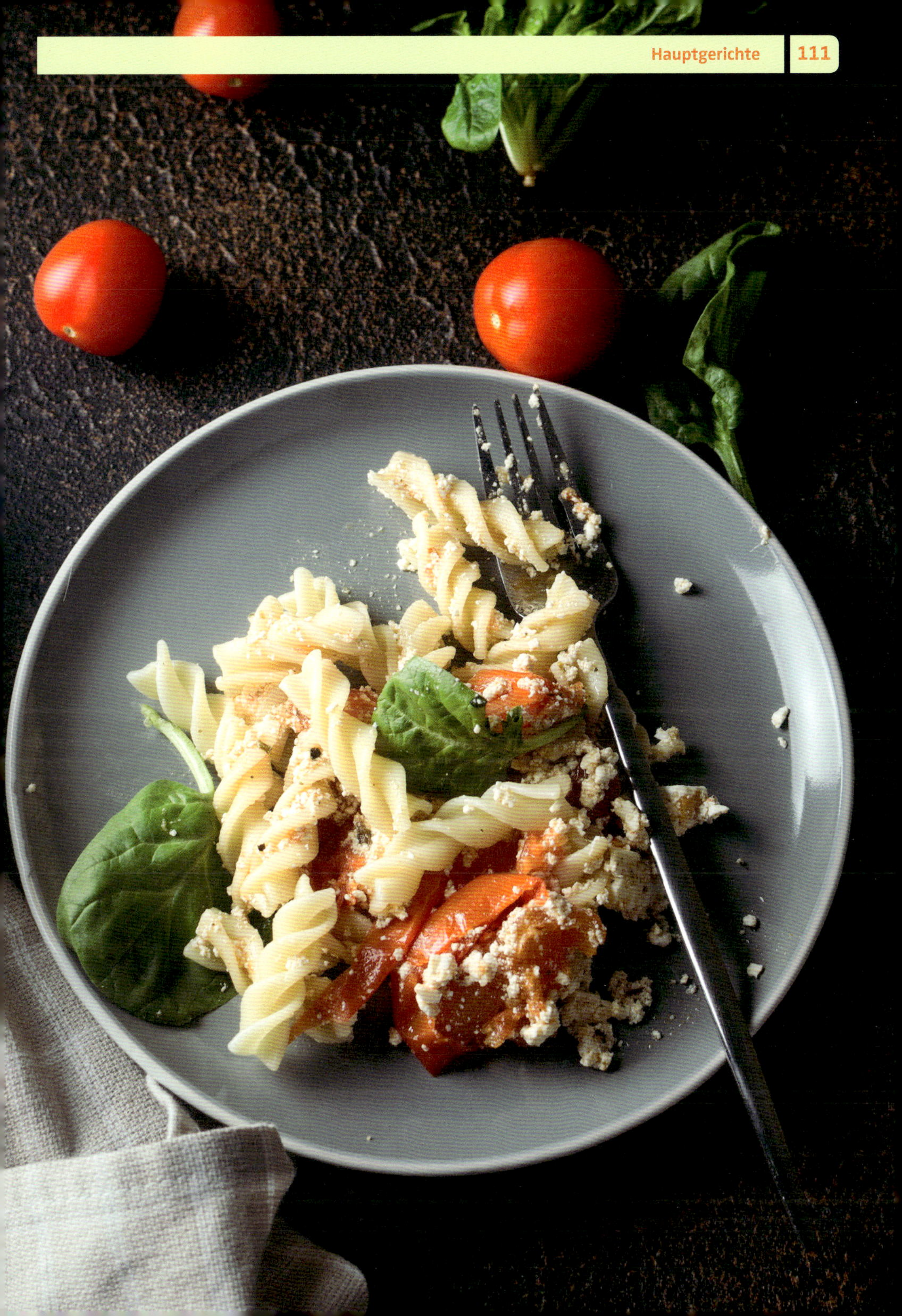

# Orientalische Falafel mit Quarkdip

Für 4 Personen

**Zubereitungszeit: 30 Minuten**

**Eine Portion enthält:**

| | |
|---|---|
| 218 kcal (912 kJ) | 14 g Fett |
| 8 g Eiweiß | 13 g Kohlenhydrate |

## Zutaten

- 240 g Kichererbsen (Dose)
- 1 Bund Koriander
- 1 Bio-Limette
- 1 Knoblauchzehe
- 2 EL Dinkelmehl
- 4 EL Olivenöl

**Für den Kräuterdip:**

- Salz, Pfeffer
- 60 g Magerquark
- 20 g Crème fraîche
- etwas Senf
- 1 Prise Vollrohrzucker

## Zubereitung

**1** Kichererbsenwasser abschütten, Kichererbsen in ein Sieb geben und gut abwaschen.

**2** Koriander waschen und fein hacken. Limette waschen, etwas Limettenschale abreiben und Limette auspressen. Den Knoblauch schälen und fein würfeln.

**3** Kichererbsen, Limettenabrieb, Knoblauch, Koriander, Mehl und nach Geschmack Limettensaft in ein hohes Gefäß geben, fein pürieren und kurz kalt stellen.

**4** Hände mit Wasser anfeuchten und aus der Falafelmasse ca. 12 gleich große Falafel formen. Öl in einer beschichteten Pfanne erhitzen und Falafel von jeder Seite gut anbraten, bis sie die gewünschte Bräune erreicht haben.

**5** Für den Kräuterdip alle Zutaten in eine Schüssel geben und mit einem Handrührgerät aufschlagen, bis die Masse cremig wird. Je nach gewünschter Konsistenz noch etwas Mineralwasser dazugeben.

**TIPP**

Zu diesem Gericht passt sehr gut ein frischer Salat.

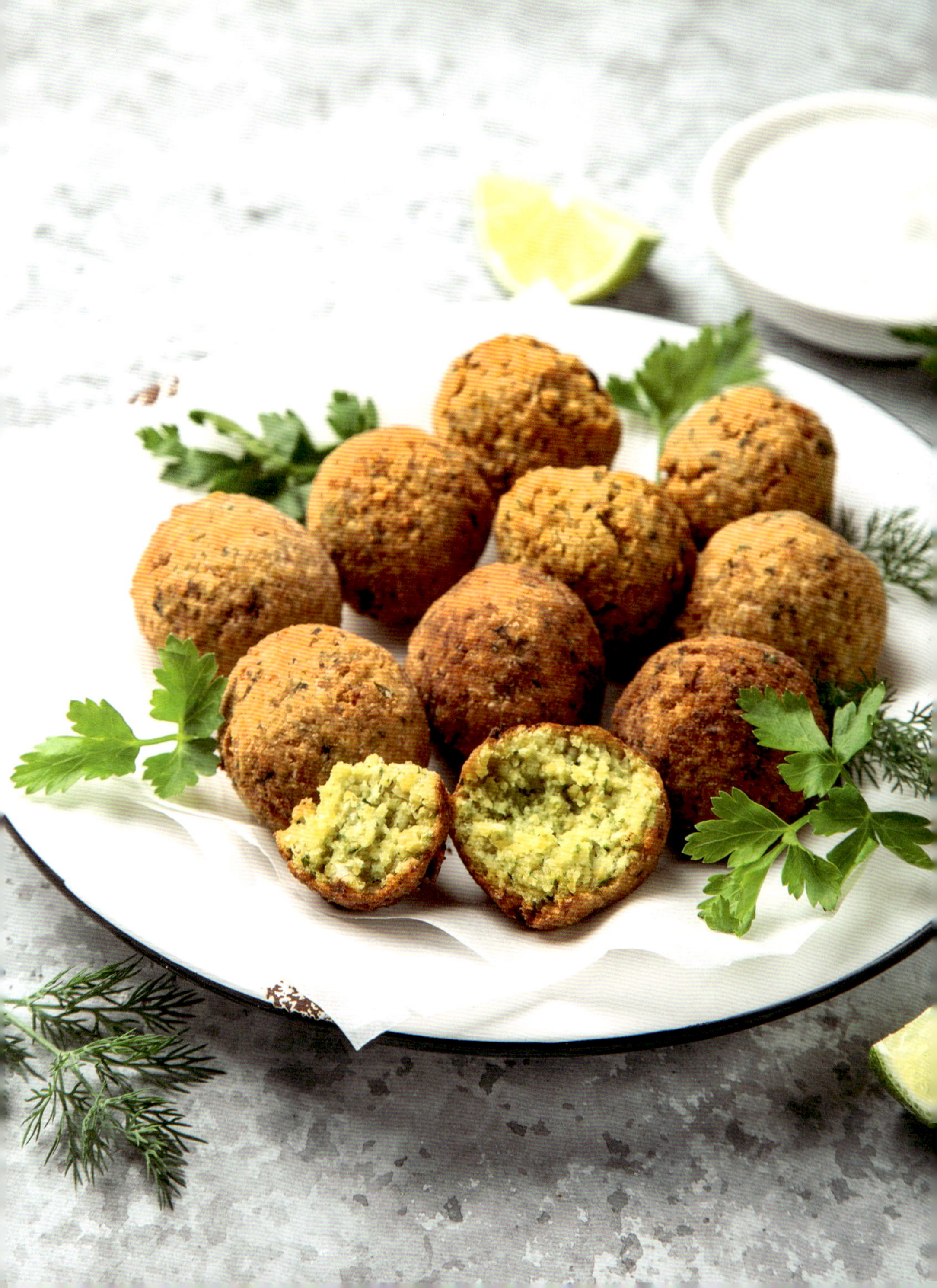

# Bunter Bulgursalat

Für 4 Personen

**Zubereitungszeit: 20 Minuten**

**Eine Portion enthält:**

| | |
|---|---|
| 505 kcal (2125 kJ) | 27 g Fett |
| 17 g Eiweiß | 43 g Kohlenhydrate |

## Zutaten

- 2 EL Tomatenmark
- 3 EL Olivenöl
- 200 g Bulgur
- 1 große Zucchini
- 1 gelbe Paprika
- 1 rote Paprika
- 2 EL Essig
- 2 EL frische Kräuter
- 1 Msp. Senf
- 1 TL Honig
- Kreuzkümmel
- 200 g Feta
- 1 Avocado
- Salz, Pfeffer

## Zubereitung

**1** Tomatenmark mit 1 EL Olivenöl in einem Topf anschwitzen, Bulgur dazugeben und bei geschlossenem Deckel nach Packungsanweisung kochen.

**2** Zucchini und Paprika waschen und in mundgerechte Würfel schneiden. 2 EL Olivenöl in einer Pfanne erhitzen und das Gemüse ca. 6 Minuten anbraten.

**3** Das fertige Gemüse und alle anderen Zutaten bis auf den Feta und die Avocado zum Bulgur geben und alles gründlich vermengen. Den Salat ca. 10 Minuten ziehen lassen.

**4** Kurz vor den Anrichten Feta über den Salat bröseln und die Avocado zum Salat geben.

**TIPP**

Der Salat eignet sich perfekt zum Grillen.

# High Protein Fischkäsetaler mit Salat

Für 4 Personen

**Zubereitungszeit: 15 Minuten**
**Backzeit: 30 Minuten**

**Eine Portion enthält:**

| | |
|---|---|
| 325 kcal (1358 kJ) | 12 g Fett |
| 25 g Eiweiß | 27 g Kohlenhydrate |

## Zutaten

- 4 Karotten
- 600 g körniger Frischkäse
- 2 Bio-Eier
- 8 EL Mehl
- Salz, Pfeffer
- frische Kräuter nach Belieben
- 200 g Blattsalat
- ½ Salatgurke
- 2 EL Essig
- 1 Prise Zucker
- 1 EL Olivenöl

## Zubereitung

**1** Karotten schälen und mit einer Reibe fein raspeln, dann die geraspelten Karotten mit Frischkäse, Eiern und Mehl in einer Schüssel vermengen, mit Salz und Pfeffer würzen und nach Belieben fein gehackte frische Kräuter dazugeben.

**2** Den Backofen auf 180 °C Ober-/Unterhitze vorheizen.

**3** Mit einem Esslöffel kleine, flache Kleckse der Masse auf einem Backpapier ausbreiten und für 30 Minuten im Backofen backen.

**4** In dieser Zeit den Salat putzen, die Gurke schälen und in mundgerechte Stücke schneiden. Aus Essig, Salz, Pfeffer, Zucker und Olivenöl ein Dressing herstellen. Das fertige Dressing über den Salat geben. Die Frischkäsetaler aus dem Ofen nehmen und mit dem Salat servieren.

# Vegane Grillspieße

Für 4 Personen

**Zubereitungszeit: 20 Minuten**
**Backzeit: 30 Minuten**

**Eine Portion enthält:**

| | |
|---|---|
| 270 kcal (1131 kJ) | 16 g Fett |
| 22 g Eiweiß | 6 g Kohlenhydrate |

## Zutaten

- 400 g Champignons
- 1 rote Paprika
- 1 Zucchini
- 1 rote Zwiebel
- 350 g Räuchertofu
- 3 EL Olivenöl
- 1 Knoblauchzehe
- Salz, Pfeffer
- getr. Rosmarin
- Paprikapulver
- Chiliflocken nach Belieben
- Schaschlikspieße

## Zubereitung

**1** Champignons reinigen. Paprika und Zucchini waschen und in Stück schneiden. Zwiebel schälen und in dicke Würfel schneiden. Den Tofu ebenfalls in Würfel schneiden.

**2** Champignons, Paprika, Zucchini, Tofu und Zwiebeln abwechselnd auf die Spieße stecken.

**3** Knoblauchzehe schälen und fein hacken. Aus Olivenöl, der Knoblauchzehe, , Pfeffer, Rosmarin, Paprikapulver und eventuell Chiliflocken eine Marinade herstellen und die Spieße damit einpinseln.

**4** Spieße grillen oder in der Pfanne braten, bis das Gemüse bissfest ist.

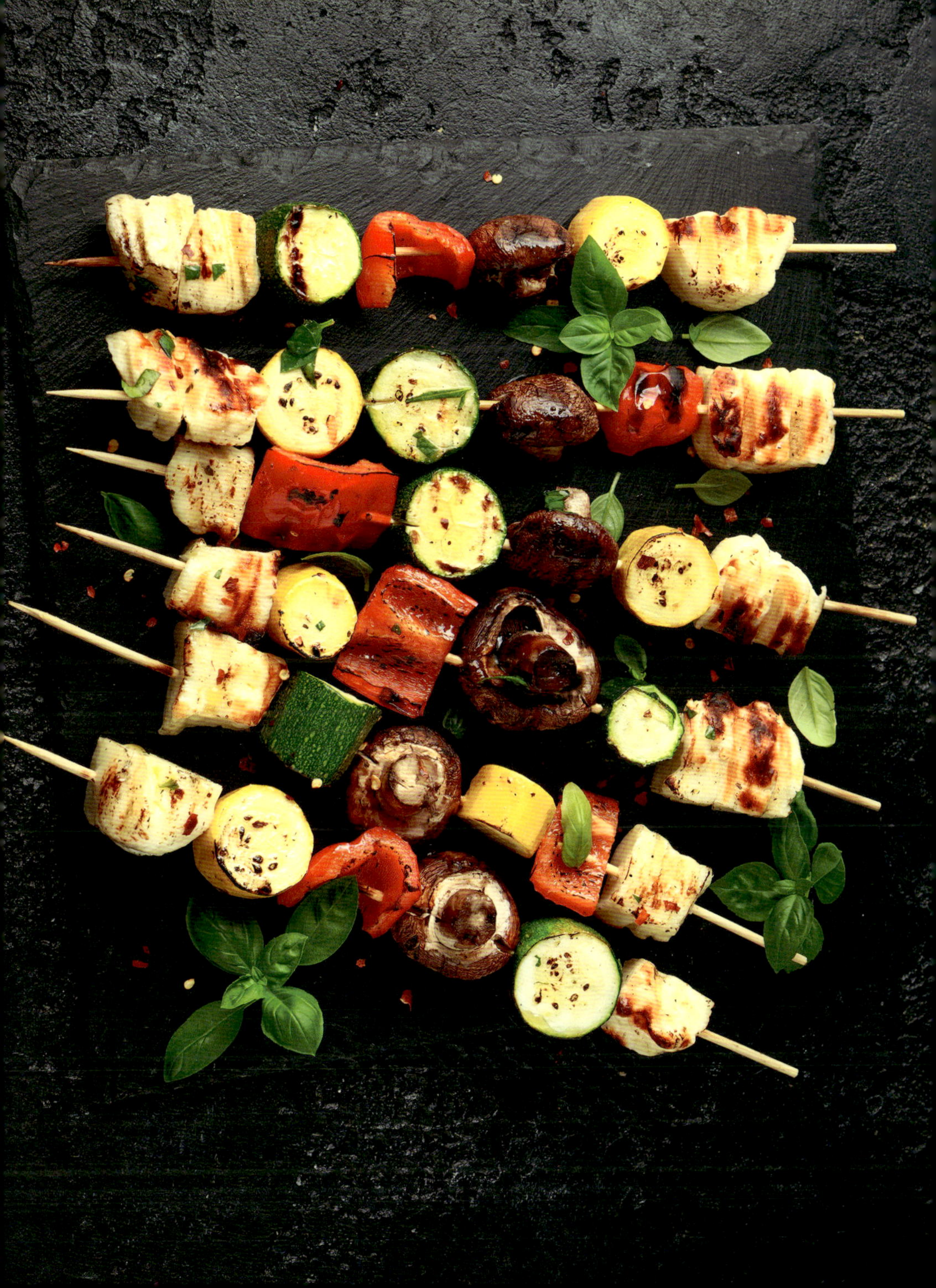

# HAUPTGERICHTE
# MIT FLEISCH UND FISCH

## Hähnchenwraps mit Kräuterquark

Für 4 Personen

**Zubereitungszeit: 45 Minuten**

**Eine Portion enthält:**

| | |
|---|---|
| 573 kcal (2401 kJ) | 26 g Fett |
| 33 g Eiweiß | 49 g Kohlenhydrate |

### Zutaten

- 60 g Kokosöl
- 250 g Dinkelmehl Type 630
- 400 g Hähnchenbrustfilet
- 4 EL Olivenöl
- Salz, Pfeffer
- Chiliflocken
- getr. Rosmarin
- 2 Paprika
- frische Kräuter nach Belieben
- 200 g Magerquark
- 1 Bio-Zitrone

### Zubereitung

**1** Kokosöl an einen warmen Ort stellen, bis es flüssig ist. Mehl mit dem Öl und 130 ml Wasser sowie etwas Salz in einer Schüssel mit dem Handrührgerät vermengen. Den Teig zu einer homogenen Masse kneten. Aus dem Teig acht gleich große Kugeln formen, flachdrücken und mit einem Nudelholz ausrollen. 1 EL Öl in einer Pfanne erhitzen und die Wraps von beiden Seiten für je 2 Minuten ausbacken.

**2** Hähnchen in Streifen schneiden und in 1 EL Olivenöl, Salz, Pfeffer, Chiliflocken und Rosmarin marinieren. (Sie können auch schon etwas vorher mariniert werden, so wird der Geschmack intensiver.)

**3** Paprika waschen, Kerne entfernen und in dünne Streifen schneiden. 1 EL Olivenöl in einer Pfanne erhitzen und das marinierte Hähnchen mit den Paprikastreifen anbraten.

**4** Währenddessen Kräuter waschen und klein schneiden, Magerquark in eine Schüssel geben, etwas Zitronensaft und Kräuter dazugeben. Den Quark mit Salz, Pfeffer und Zitronenabrieb abschmecken.

**5** Etwas Quark mit etwas Fleisch und Paprika auf die Wraps geben und zusammenrollen.

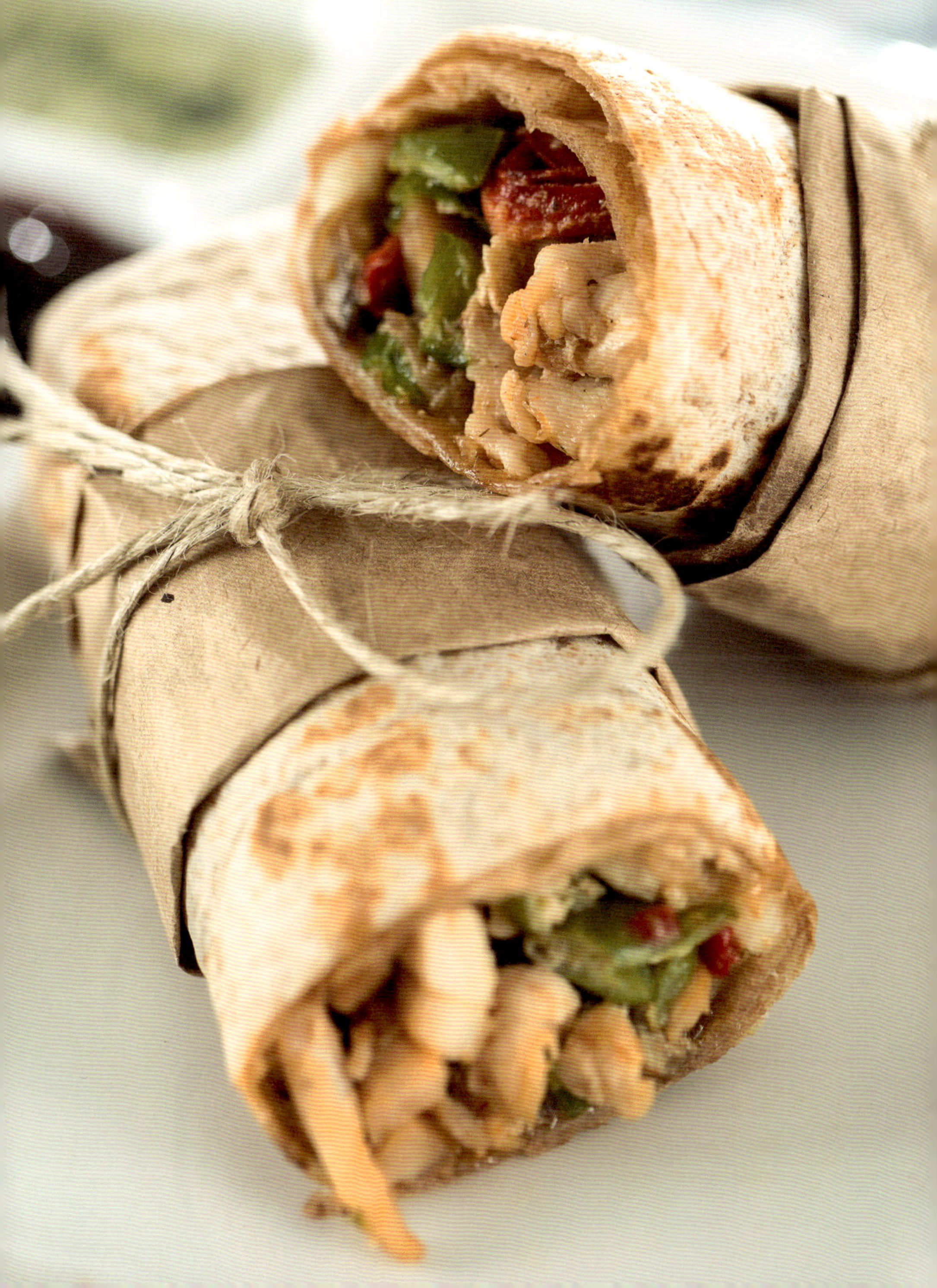

# Kräuterpfannkuchen mit Lachsfüllung

Für 4 Personen

**Zubereitungszeit: 35 Minuten**

**Eine Portion enthält:**

| | |
|---|---|
| 602 kcal (2527 kJ) | 33 g Fett |
| 34 g Eiweiß | 40 g Kohlenhydrate |

## Zutaten

- 1 Bund Petersilie
- 200 g Dinkelmehl Type 630
- 300 ml Milch, 1,8 % Fett
- 2 Bio-Eier
- 2 EL Rapsöl
- 300 g Frischkäse
- getr. Dill
- Salz, Pfeffer
- 250 g Räucherlachs

## Zubereitung

**1** Petersilie waschen, abtropfen lassen und fein hacken. Mehl, Milch, Eier und Petersilie in eine Schüssel geben und mit dem Handrührgerät gut verrühren.

**2** Öl in einer Pfanne erhitzen, mit einem Schöpfer den Teig in die Pfanne geben und die Pfannkuchen von beiden Seiten goldbraun ausbacken.

**3** Für die Füllung Frischkäse und Dill verrühren und mit Salz, Pfeffer abschmecken.

**4** Den fertigen Pfannkuchen mit Frischkäse-Dill-Creme bestreichen, den Lachs daraufgeben und zusammenrollen.

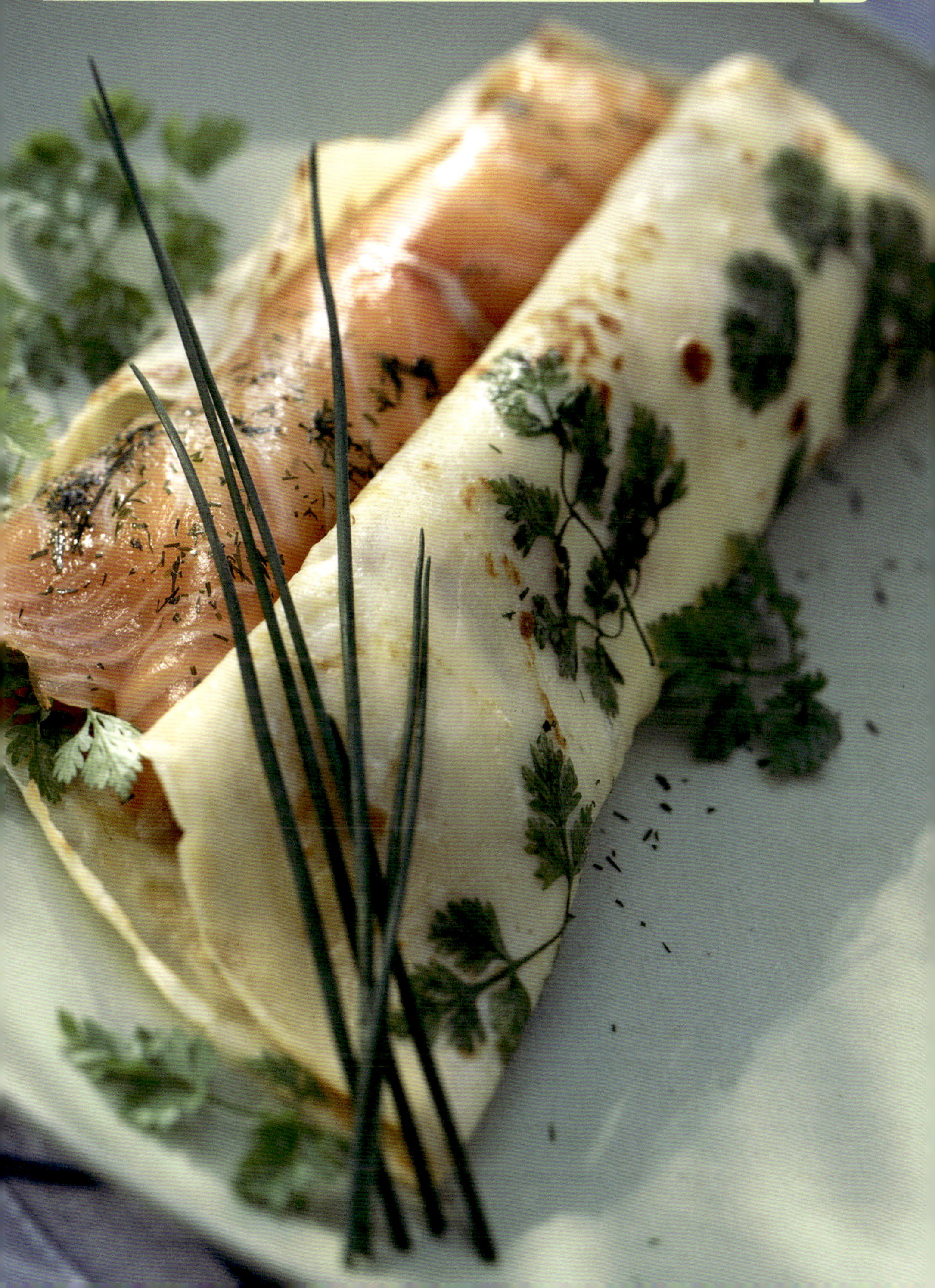

# Putenschnitzel mit Rosmarinkartoffeln

Für 4 Personen

**Zubereitungszeit: 25 Minuten**
**Backzeit: 45 Minuten**

**Eine Portion enthält:**

| | |
|---|---|
| 560 kcal (1635 kJ) | 25 g Fett |
| 43 g Eiweiß | 44 g Kohlenhydrate |

## Zutaten

- 800 g Kartoffeln
- 4 EL Olivenöl
- 1 Zweig Rosmarin
- Salz
- 2 Knoblauchzehen
- 2 Zweige Basilikum
- 2 Tomaten
- 150 g Mozzarella
- 4 Putenschnitzel
- getr. Oregano

## Zubereitung

**1** Kartoffeln schälen, in Achtel schneiden und auf ein Backblech geben. Über die Kartoffeln 2 EL Olivenöl, Rosmarin und Salz geben und bei 180 °C Umluft für ca. 30 Minuten im Ofen backen.

**2** Währenddessen den Knoblauch schälen und pressen, das Basilikum in feine Streifen hacken, die Tomaten waschen und in Scheiben schneiden, den Mozzarella in Scheiben schneiden.

**3** Dann Putenschnitzel mit 2 EL Olivenöl, Oregano und Knoblauch marinieren.
Ca. 5 Minuten marinieren. Fleisch aus der Marinade nehmen und von jeder Seite mindestens 3 Minuten anbraten.

**4** Tomaten und Mozzarella auf dem Fleisch verteilen, den Deckel auf die Pfanne geben und für ca. 8 Minuten bei mittlerer Hitze den Käse schmelzen lassen. Am Schluss alles mit Basilikum garnieren und die Kartoffeln dazu reichen.

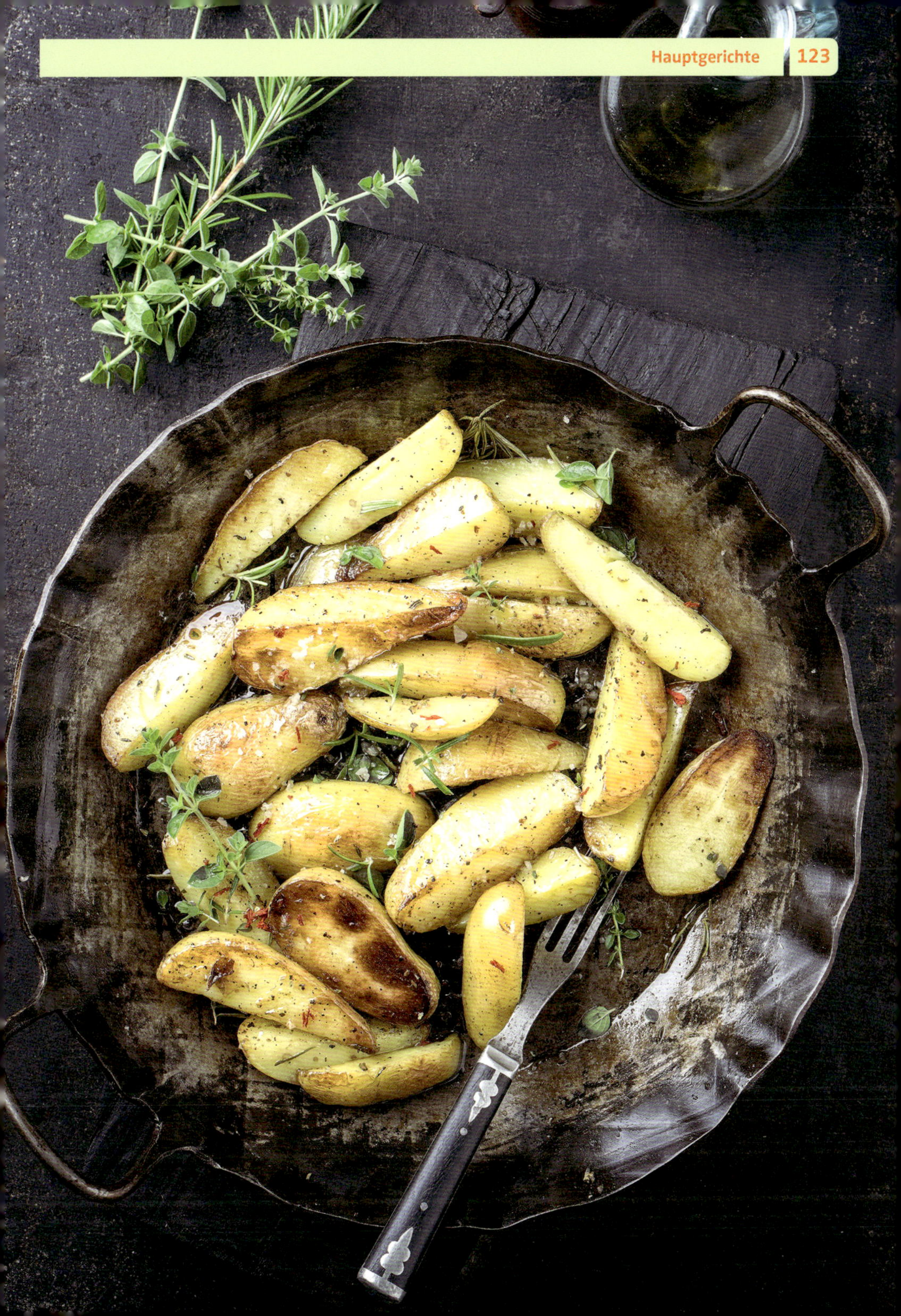

# Schweinefilet mit Kartoffelspalten

Für 4 Personen

**Zubereitungszeit: 25 Minuten**
**Backzeit: 45 Minuten**

**Eine Portion enthält:**

| | |
|---|---|
| 513 kcal (2144 kJ) | 29 g Fett |
| 32 g Eiweiß | 29 g Kohlenhydrate |

## Zutaten

- 500 g Schweinefilet
- 8 mittelgroße Kartoffeln (festkochend)
- 2 EL Olivenöl
- Salz, Pfeffer
- getr. Thymian
- 2 EL Rapsöl
- 200 g Schmand
- ½ Bund Schnittlauch
- ½ Bund Petersilie

## Zubereitung

**1** Das Schweinefilet waschen, trocknen und von Sehnen befreien. In 3 cm dicke Scheiben schneiden. Backofen auf 180 °C Ober-/Unterhitze vorheizen.

**2** Kartoffeln waschen und in 1 cm dicke Schiffchen schneiden. In eine Auflaufform geben und mit Olivenöl, Salz, Pfeffer und Thymian würzen. Für 30 Minuten im Ofen garen.

**3** Rapsöl in einer unbeschichteten Pfanne erhitzen und das Fleisch von beiden Seiten 2 Minuten stark anbraten. Schmand und etwas Wasser je nach gewünschter Konsistenz dazugeben und das Fleisch weitere 4 Minuten köcheln.

**4** Die Sauce mit Salz, Pfeffer und den fein gehackten Kräutern abschmecken und zu den Kartoffeln und dem Fleisch servieren.

# Quinoa-Shrimp-Bowl

Für 4 Personen

**Zubereitungszeit: 25 Minuten**

**Eine Portion enthält:**

| | |
|---|---|
| 570 kcal (2386 kJ) | 22 g Fett |
| 25 g Eiweiß | 59 g Kohlenhydrate |

## Zutaten

- 300 g Quinoa
- 1 Bio-Zitrone
- 1 Avocado
- 200 g Babyspinat
- 4 rote Paprika
- 200 g Brokkoli
- 200 g Shrimps (küchenfertig)
- 2 EL Rapsöl
- 100 g saure Sahne
- Salz, Pfeffer
- 1 EL Sojasauce
- 2 EL Sesamsamen

## Zubereitung

**1** Die Quinoa nach Packungsanleitung garen.

**2** Zitrone auspressen, Avocado in mundgerechte Stücke schneiden und mit Zitronensaft beträufeln. Den Spinat waschen und trocken schütteln. Paprika waschen, putzen und in mundgerechte Stücke schneiden. Den Brokkoli ca. 5 Minuten bissfest in Salzwasser garen und abseihen.

**3** Die Shrimps im Rapsöl anbraten. Saure Sahne mit Salz und Pfeffer würzen und mit der Sojasauce vermengen.

**4** Alle Zutaten in einer Schüssel anrichten. Saure Sahne und Sesamsamen darübergeben.

# Quesadillas mit Spinat, Hackfleisch und Feta

Für 4 Personen

**Zubereitungszeit: 25 Minuten**

**Eine Portion enthält:**

| | |
|---|---|
| 720 kcal (3016 kJ) | 48 g Fett |
| 39 g Eiweiß | 31 g Kohlenhydrate |

## Zutaten

- 1 Knoblauchzehe
- 400 g Rinderhackfleisch
- 1 EL Rapsöl
- 400 g Blattspinat (TK)
- Salz, Pfeffer
- 4 Vollkorn-Tortillawraps
- ½ Packung Feta (125 g)
- 70 g Emmentaler
- 200 g Schmand

## Zubereitung

**1** Knoblauch schälen und fein hacken. Hackfleisch auf mittlerer Hitze im Rapsöl anbraten, bis es gar ist. Anschließend den Spinat dazugeben, Hitze etwas reduzieren und den Spinat unter Rühren auftauen. Wenn der Spinat weich und erhitzt ist, den Knoblauch dazugeben. Alles salzen und pfeffern und zur Seite stellen.

**2** Nun die Wraps in eine Pfanne geben und jeweils ein Viertel der Spinat-Hack-Mischung auf einer Seite verteilen. Etwas Feta darüberbröseln und etwas geriebenen Emmentaler daraufgeben. Nun die andere Seite auf die belegte Seite umschlagen, gut zusammendrücken und von beiden Seiten ca. 2 Minuten braten, bis der Käse geschmolzen ist.

**3** Fertige Quesadillas bei 50 °C im Ofen warmhalten, bis alle Wraps fertig sind. Mit dem Schmand servieren.

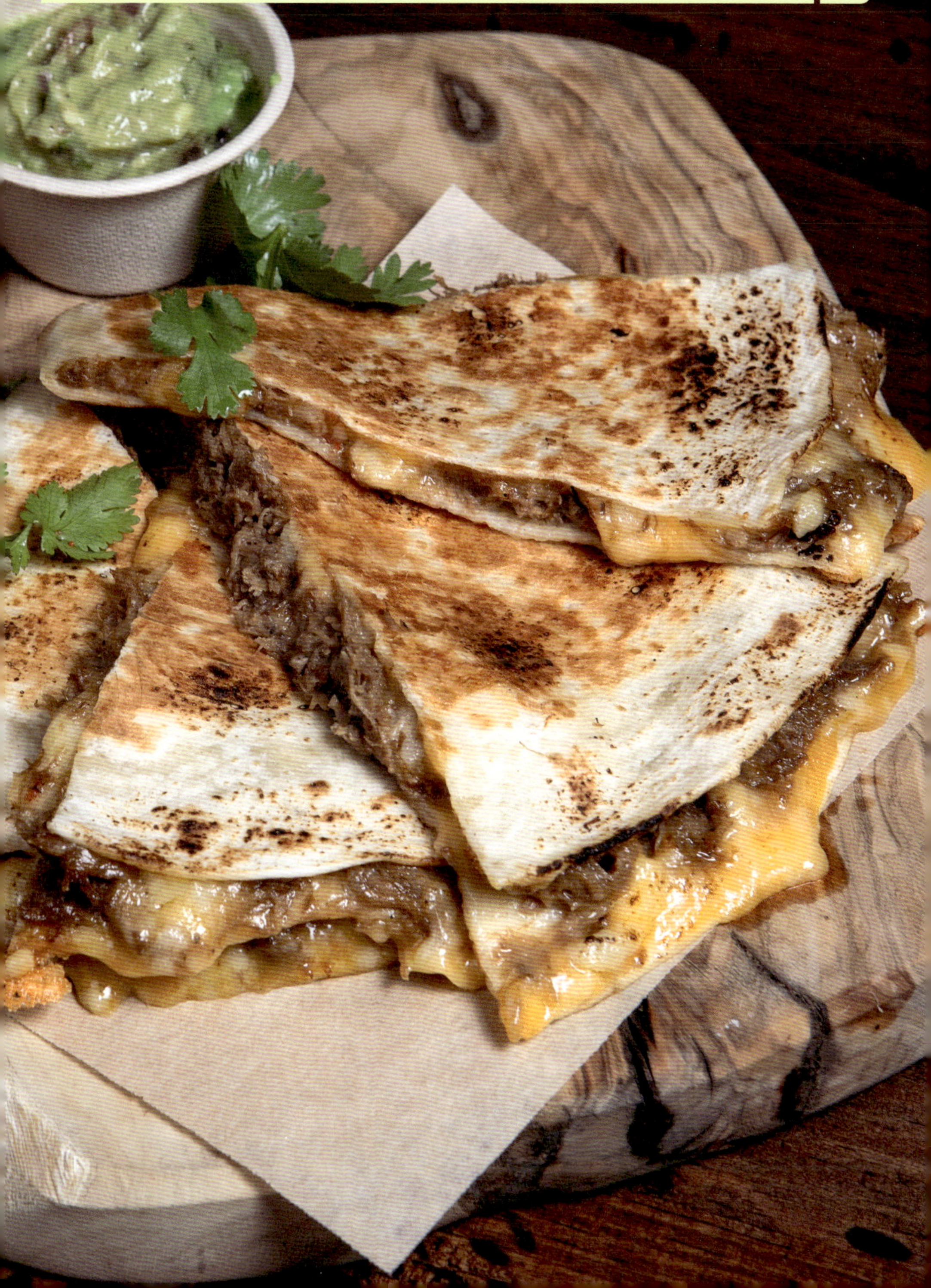

# Quarkpizza mit Lachs und Rucola

Für 4 Personen

**Zubereitungszeit: 30 Minuten**
**Backzeit: 15 Minuten**

**Eine Portion enthält:**

| | |
|---|---|
| 572 kcal (2410 kJ) | 12 g Fett |
| 52 g Eiweiß | 61 g Kohlenhydrate |

## Zutaten

- 400 g Magerquark
- 300 g Dinkelmehl Type 630
- 2 EL geschrotete Leinsamen
- 2 Pck. Backpulver
- Salz
- 8 EL Schmand
- 100 g Mozzarella
- 400 g Räucherlachs
- 1 Handvoll Cocktailtomaten
- 4 Handvoll Rucola

## Zubereitung

**1** Magerquark, Mehl, geschrotete Leinsamen, Backpulver sowie 1 TL Salz in eine Schüssel geben und mit einem Handrührgerät vermengen. Hände bemehlen und einen geschmeidigen Teig kneten. Aus dem Teig vier gleich große Kugel formen und ausrollen.

**2** Backofen auf 180 °C Ober-/Unterhitze vorheizen.

**3** Pizzaböden ca. 8 Minuten backen und aus dem Ofen nehmen. Mit Schmand bestreichen und mit feinen Mozzarellascheiben sowie Lachs belegen. Je nach gewünschter Bräune nochmals für 5 Minuten in den Ofen geben.

**4** Pizzen aus dem Ofen nehmen und mit je einigen Stücken Cocktailtomate und 1 Handvoll Rucola belegen.

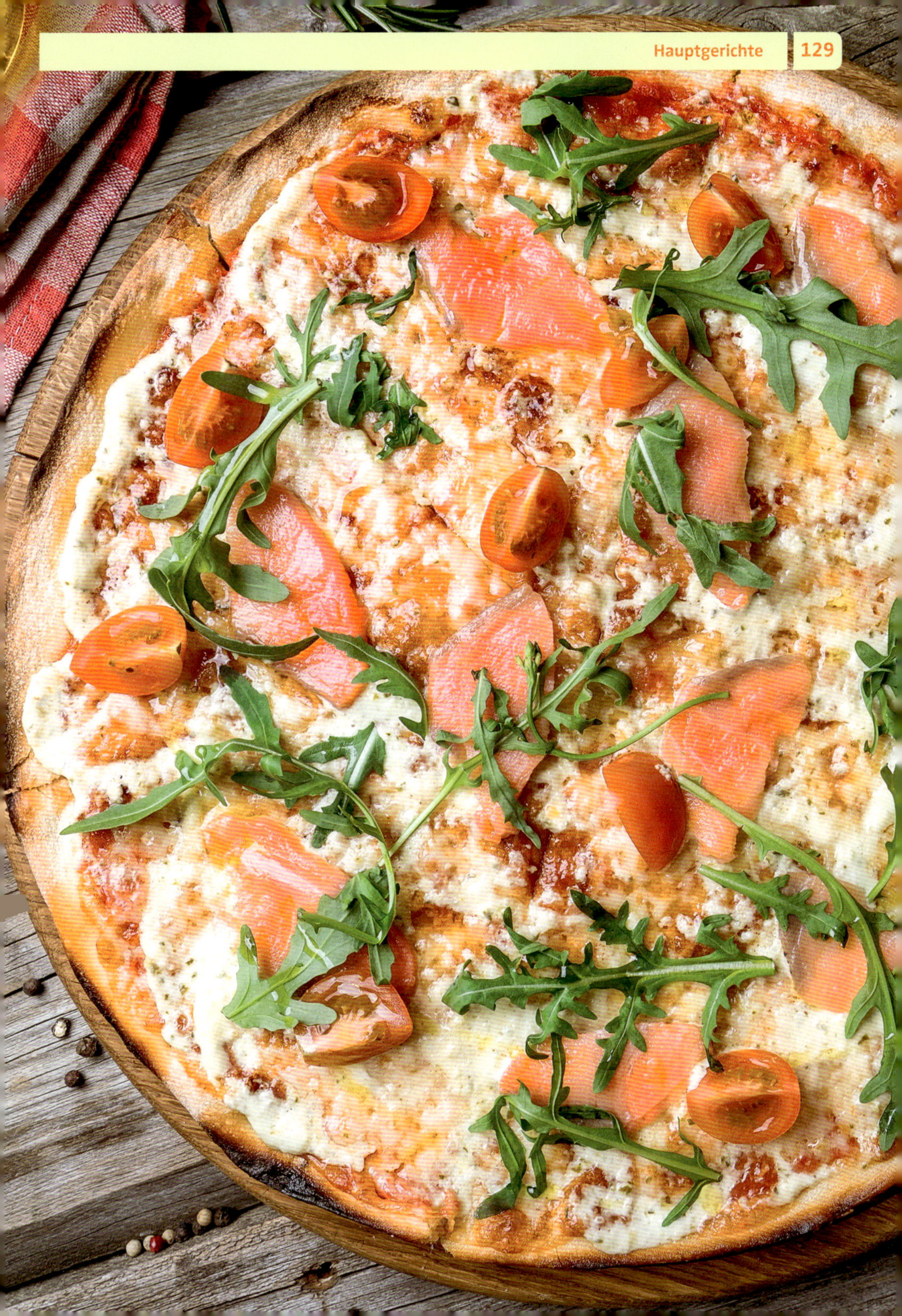

## Gefüllter High Protein Kürbis

Für 4 Personen

**Zubereitungszeit: 30 Minuten**
**Backzeit: 20 Minuten**

**Eine Portion enthält:**

| | |
|---|---|
| 564 kcal (2361 kJ) | 31 g Fett |
| 46 g Eiweiß | 29 g Kohlenhydrate |

### Zutaten

- 2 kleine Speisekürbisse
- 600 g Rinderhackfleisch
- Salz, Pfeffer
- Paprikapulver
- 1 Paprika
- 400 g Feta

### Zubereitung

**1** Den Ofen auf 180 °C Umluft vorheizen. Die Kürbisse halbieren und mit einem Esslöffel entkernen.

**2** In einer Pfanne das Rinderhackfleisch anbraten und mit Salz, Pfeffer und Paprikapulver würzen. Paprika waschen und in Würfel schneiden, zu dem Hackfleisch in die Pfanne geben und kurz mitanbraten. Anschließend den Feta in die Pfanne bröseln.

**3** Die Kürbishälften mit dem Hackfleisch füllen und auf ein Backblech oder eine ofenfeste Form geben. Kürbishälften für ca. 15 Minuten backen.

## Seelachs in cremiger Brokkolisauce

Für 4 Personen

**Zubereitungszeit: 25 Minuten**

**Eine Portion enthält:**

| | |
|---|---|
| 321 kcal (1341 kJ) | 18 g Fett |
| 33 g Eiweiß | 6 g Kohlenhydrate |

### Zutaten

- 500 g Brokkoli
- 100 ml Milch, 1,8 % Fett
- 200 g Frischkäse
- 500 g Seelachsfilet (frisch oder TK)
- Salz, Pfeffer
- getr. Dill

### Zubereitung

**1** Brokkoli in Röschen teilen und in Stücke schneiden, gut waschen und in Salzwasser 5 Minuten garen. Milch und Frischkäse mit den gegarten Brokkoli in eine Pfanne geben. Die Sauce mit Salz, Pfeffer und Dill würzen.

**2** Seelachsfilet mit in die Pfanne geben und alles bei mittlerer Hitze für ca. 10 Minuten bei geschlossenem Deckel köcheln lassen.

**TIPP**

Zu diesem Gericht passen gut Pellkartoffeln oder Basmatireis.

# Toscana-Hähnchen

Für 4 Personen

**Zubereitungszeit: 30 Minuten**

**Eine Portion enthält:**

| | |
|---|---|
| 569 kcal (2382 kJ) | 29 g Fett |
| 30 g Eiweiß | 32 g Kohlenhydrate |

## Zutaten

- 2 Hähnchenschenkel
- 2 Paprika
- 2 Zwiebeln
- Salz, Pfeffer
- Paprikapulver
- 2 EL Olivenöl
- 400 ml Weißwein
- 500 g passierte Tomaten (Dose)
- Chiliflocken
- getr. Thymian
- getr. Oregano
- 800 g weiße Bohnen (Dose)

## Zubereitung

**1** Hähnchen waschen und trocken tupfen. Paprika in grobe Scheiben und Zwiebeln in halbe Ringe schneiden. Die Hähnchenschenkel mit Salz, Pfeffer und Paprikapulver würzen.

**2** Öl in einer Pfanne erhitzen und die Hähnchenschenkel scharf von allen Seiten anbraten, danach Paprika und Zwiebel dazugeben und ebenfalls für weitere 5 Minuten scharf anbraten.

**3** Den Pfanneninhalt mit Weißwein und passierten Tomaten ablöschen und frische Kräuter dazugeben, Deckel schließen und für ca. 15 Minuten bei mittlerer Hitze köcheln lassen.

**4** Bohnen abgießen, in einem Sieb gut abspülen und zu dem Hähnchen in die Pfanne geben, dann nochmals weitere 5 Minuten köcheln lassen. Alles gut mit Salz, Pfeffer, Kräutern und Chiliflocken servieren

**TIPP**

Gut dazu passt Reis oder ein frisches Baguette.

# Rindfleisch-Gemüsepfanne

Für 4 Personen

**Zubereitungszeit: 25 Minuten**

**Eine Portion enthält:**

| | |
|---|---|
| 321 kcal (1246 kJ) | 20 g Fett |
| 23 g Eiweiß | 9 g Kohlenhydrate |

## Zutaten

- 1 rote Paprika
- 2 Karotten
- 400 g Brokkoli
- 1 Knoblauchzehe
- 1 Ingwer (daumengroß)
- 300 g Rinderhüftsteak
- 2 EL Rapsöl
- 150 ml Gemüsebrühe
- Salz, Pfeffer
- Chiliflocken
- 2 EL Sojasauce
- Sesamsamen zum Garnieren

## Zubereitung

**1** Gemüse waschen, Paprika und Karotten in Streifen schneiden, Brokkoli in feine Röschen schneiden, Knoblauch abziehen und mit dem Ingwer fein schneiden.

**2** Das Fleisch waschen, abtrocknen und würfeln. Öl in einer Pfanne erhitzen und das Fleisch scharf anbraten. Danach den Knoblauch und das Gemüse dazugeben und mit anbraten, den Deckel auf die Pfanne geben und ca. 5 Minuten köcheln lassen (mit etwas Gemüsebrühe angießen, damit nichts einbrennt). Dann mit Salz, Pfeffer, Chiliflocken und Sojasauce abschmecken.

**3** Sesamsamen in einer beschichteten Pfanne anrösten und beim Servieren über das Gericht geben.

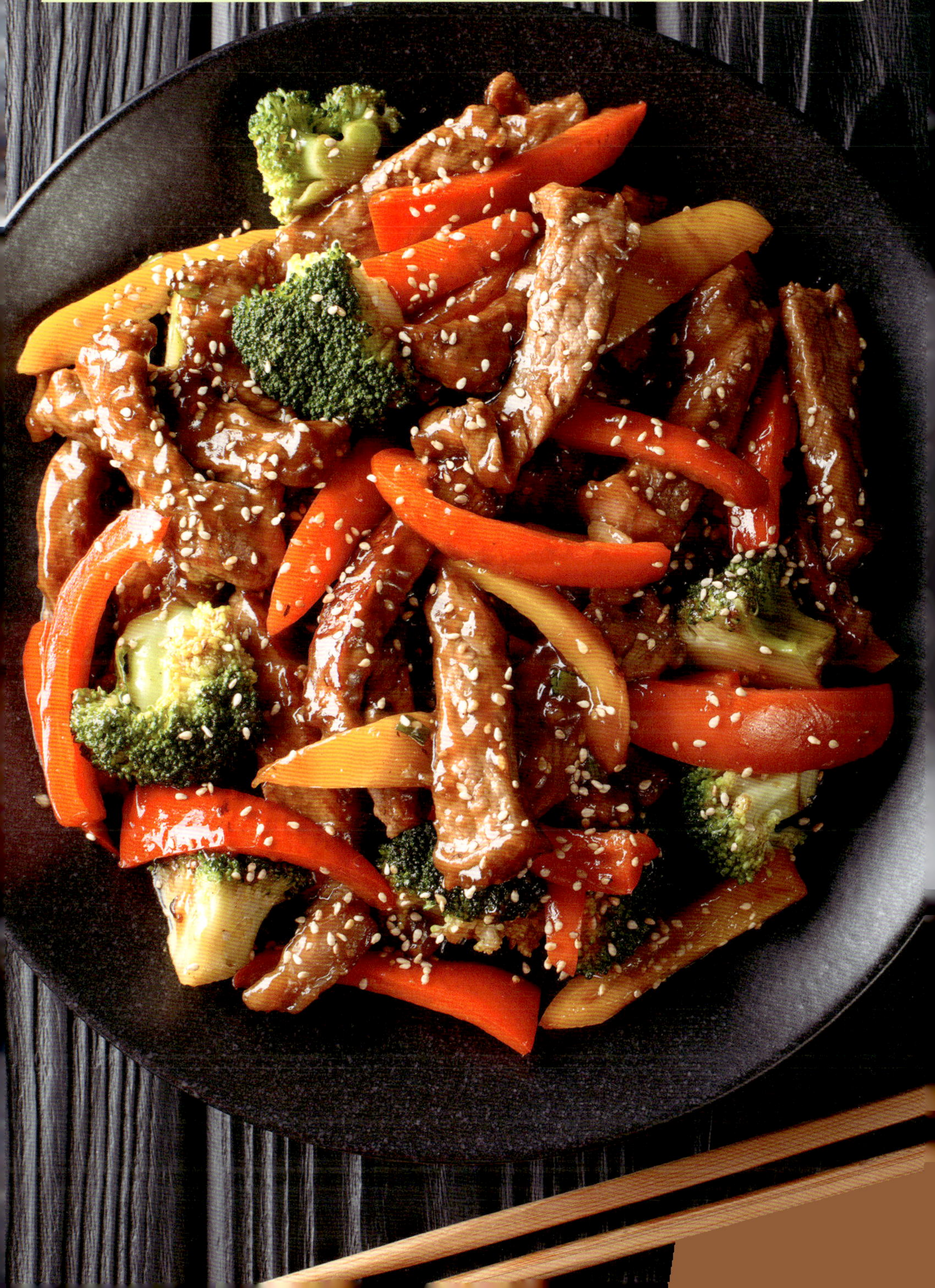

# Putengeschnetzeltes mit Kürbisstampf

Für 4 Personen

**Zubereitungszeit: 25 Minuten**

**Eine Portion enthält:**

| | |
|---|---|
| 402 kcal (1683 kJ) | 8 g Fett |
| 44 g Eiweiß | 33 g Kohlenhydrate |

## Zutaten

- 1 Hokkaidokürbis (ca. 1 kg)
- 1 Zwiebel
- 250 g Champignons
- 600 g Putenbrust
- Muskatnuss, gemahlen
- 2 EL Schmand
- 2 EL Rapsöl
- 100 ml Weißwein
- 1 Schuss Milch
- 1 EL Sojasauce
- Salz, Pfeffer
- ½ Bund Schnittlauch

## Zubereitung

**1** Kürbis halbieren, entkernen, schälen und würfeln. Zwiebeln würfeln, Champignons in Scheiben schneiden. Putenbrust waschen, trocken tupfen und in Streifen schneiden.

**2** Kürbis mit etwas Wasser in einen Topf geben, mit Salz und Muskatnuss aufkochen, bei milder Hitze ca. 20 Minuten garen. Schmand dazugeben und die Kürbisstücke mit einem Kartoffelstampfer zerdrücken. Abschmecken.

**3** Währenddessen Zwiebelwürfel und Fleisch in einer Pfanne mit dem Öl 5 Minuten scharf anbraten und herausnehmen.

**4** In derselben Pfanne die Pilze 5 Minuten anbraten, dann Wein, Schmand und einen Schuss Milch dazugeben und 5 Minuten köcheln lassen. Fleisch hinzufügen, 2 Minuten köcheln lassen und mit Sojasauce, Salz, Pfeffer und Schnittlauchröllchen würzen. Mit Kürbisstampf servieren.

# Bunte Fischspieße mit Zitronensauce

Für 4 Personen

**Zubereitungszeit: 35 Minuten**

**Eine Portion enthält:**

| | |
|---|---|
| 576 kcal (2412 kJ) | 23 g Fett |
| 42 g Eiweiß | 49 g Kohlenhydrate |

## Zutaten

- 240 g Basmatireis
- 400 g Kabeljau
- 400 g Cocktailtomaten
- 400 g Zucchini
- 24 Garnelen
- 12 Holzspieße
- Kräuter der Provence
- 2 EL Rapsöl
- 200 g Frischkäse
- 100 ml Gemüsebrühe
- ½ Bund Schnittlauch
- Salz, Pfeffer
- Muskatnuss, gemahlen
- 1 Bio-Zitrone

## Zubereitung

**1** Den Basmatireis nach Packungsanweisung zubereiten.

**2** Fisch waschen, trocken tupfen und in Würfel schneiden. Zucchini in ca. 0,5 cm dicke Halbkreise scheiden.

**3** Auf jeden Holzspieß abwechselnd 1 Zucchinischeibe, 1 Stück Fisch, 1 Cocktailtomate, 1 Garnele und nochmals 1 Cocktailtomate reihen. Mit Salz, Pfeffer und Kräutern würzen. In einer Pfanne das Öl erhitzen und die Spieße darin von allen Seiten für ca. 10 Minuten ausbraten.

**4** Spieße aus der Pfanne nehmen und den Frischkäse hineingeben. Dann Gemüsebrühe, den geschnittenen Schnittlauch sowie Salz, Pfeffer und Muskatnuss hinzugeben. Zitrone waschen und etwas Abrieb hinzugeben. Die Sauce nach Belieben abschmecken.

# Zoodles und Moodles mit Shrimps

Für 4 Personen

**Zubereitungszeit: 25 Minuten**

**Eine Portion enthält:**

| | |
|---|---|
| 344 kcal (1440 kJ) | 12 g Fett |
| 28 g Eiweiß | 23 g Kohlenhydrate |

## Zutaten

- 2 Zwiebeln
- 2 EL Olivenöl
- 600 g Shrimps
- 200 ml Gemüsebrühe
- 100 ml Weißwein
- 100 g Frischkäse
- 4 Karotten
- 2 Zucchini
- Salz, Pfeffer
- 2 Knoblauchzehen
- frische Kräuter nach Belieben

## Zubereitung

**1** Zwiebeln schälen und fein würfeln. In einer Pfanne 1 EL Öl erhitzen, darin die Zwiebeln glasig andünsten, dann die Shrimps hinzugeben und kurz anbraten. Mit Gemüsebrühe und Wein aufgießen, den Frischkäse dazu und für einige Minuten einköcheln lassen. Gut abschmecken.

**2** Die Karotten und Zucchini waschen und durch einen Spiralschneider drehen. In einer großen Pfanne etwas Öl erhitzen und die Karottenstreifen für 5 Minuten darin anbraten, dann die Zucchinistreifen hinzugeben und für 5 weitere Minuten zusammen anbraten.

**3** Zum Schluss die Sauce unter die Zoodels heben und abschmecken. Nach Belieben noch 1 gepresste Knoblauchzehe oder frische Kräuter hinzufügen.

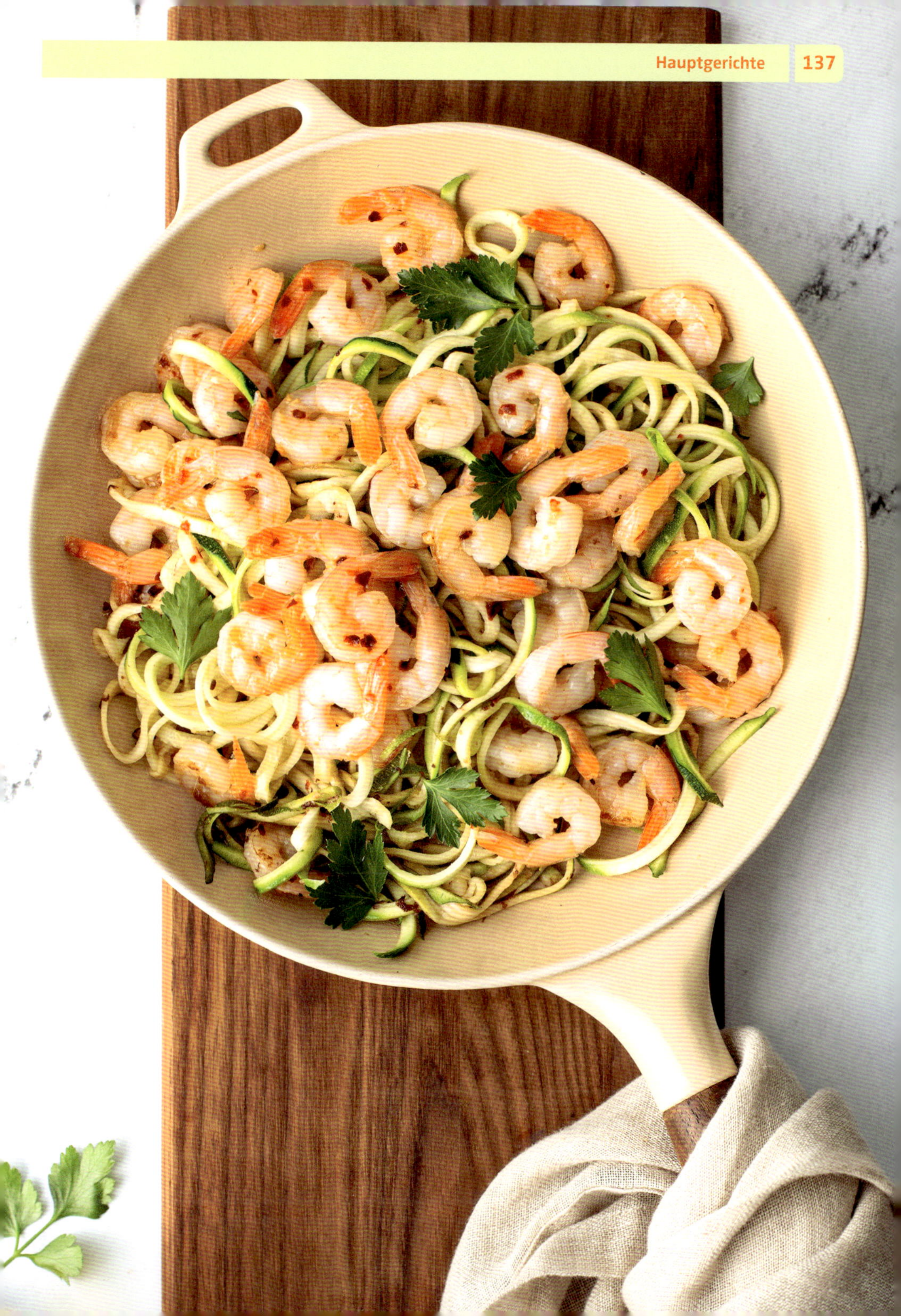

# Countrypotatoes mit Hähnchenspießchen und Sourcream

Für 4 Personen

**Zubereitungszeit: 30 Minuten**
**Backzeit: 40 Minuten**

**Eine Portion enthält:**

| | |
|---|---|
| 489 kcal (2046 kJ) | 21 g Fett |
| 30 g Eiweiß | 41 g Kohlenhydrate |

## Zutaten

- 800 g Kartoffeln (festkochend)
- 2 EL Rapsöl
- Salz, Pfeffer
- Paprikapulver
- 4 Hähnchenbrustfilets (à 100 g)
- 2 rote Paprika
- 2 gelbe Paprika
- 1 Zwiebel
- 2 EL Rapsöl
- 200 g saure Sahne
- Paprikapulver
- Chiliflocken

## Zubereitung

**1** Den Ofen auf 200 °C Ober-/Unterhitze vorheizen.

**2** Kartoffeln waschen – nicht schälen – und längst in Schiffchen achteln. Auf ein Backblech geben und mit dem Öl vermengen. Mit Salz, Pfeffer und Paprikapulver würzen und für etwa 30 Minuten in den Backofen geben, bis die Kartoffeln knusprig braun und gar sind.

**3** Das Gemüse in nicht zu kleine Würfel schneiden. Abwechselnd Hähnchenfleisch, Paprika und Zwiebel auf die Holzstäbchen spießen und würzen. In einer Pfanne etwas Öl erhitzen, Spieße hinzugeben und rundherum braten.

**4** Saure Sahne mit Paprikapulver und Chiliflocken mischen und als Dip reichen.

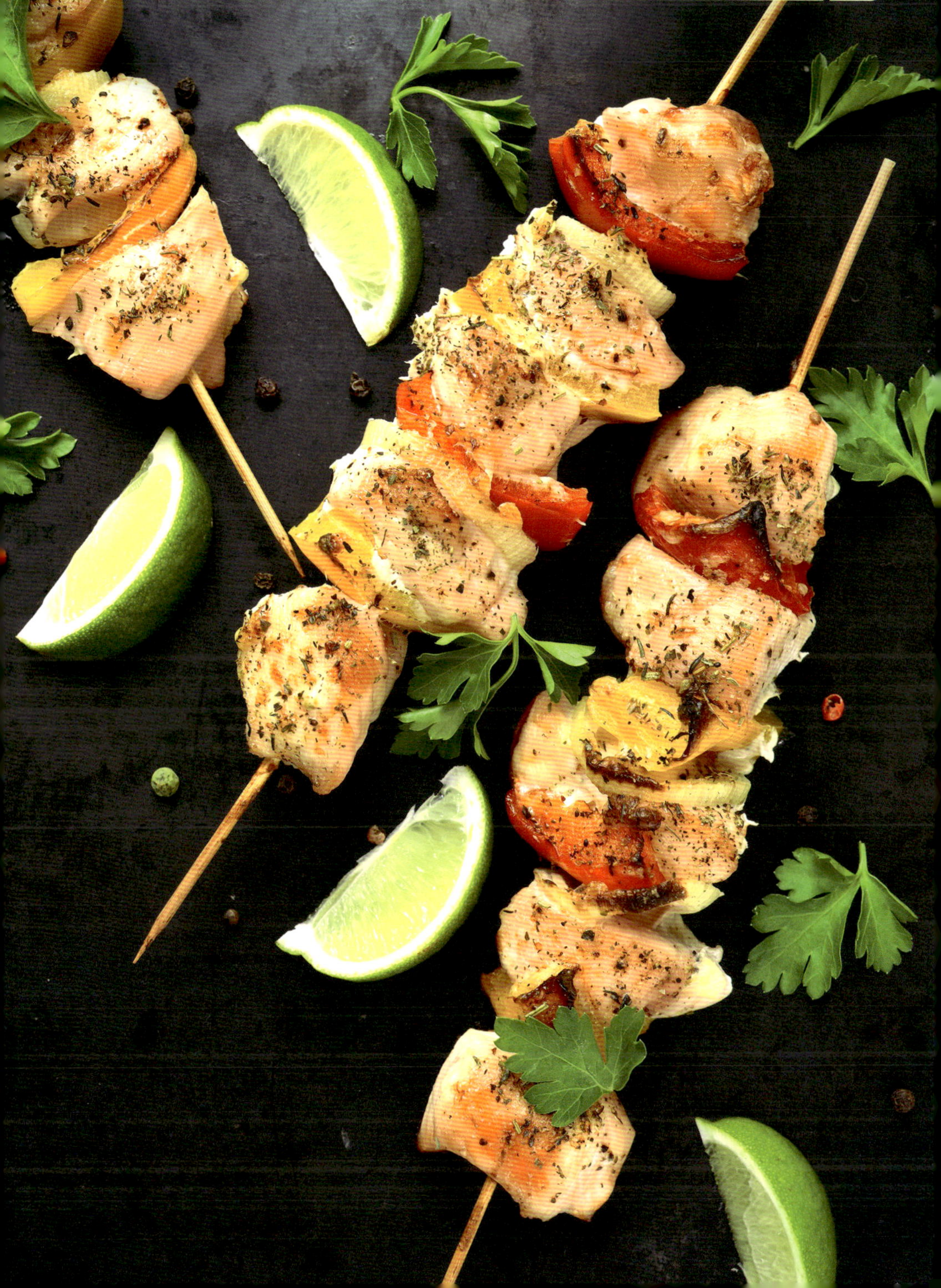

# Vollkornpasta mit Lachs-Brokkoli-Sauce

Für 4 Personen

**Zubereitungszeit: 25 Minuten**

**Eine Portion enthält:**

| | |
|---|---|
| 655 kcal (2741 kJ) | 19 g Fett |
| 43 g Eiweiß | 74 g Kohlenhydrate |

## Zutaten

- 400 g Vollkornnudeln
- 400 g Brokkoli
- 200 g Lauch
- 1 Zwiebel
- 2 EL Rapsöl
- 200 g Frischkäse
- 1 Packung passierte Tomaten
- 100 ml Gemüsebrühe
- 400 g Lachsfilet
- Salz, Pfeffer
- Muskatnuss, gemahlen
- getr. Oregano

## Zubereitung

**1** Nudeln nach Packungsanweisung abkochen. Brokkoli in kleine Röschen schneiden.

**2** Lauch und Zwiebel schälen und in Ringe schneiden bzw. fein hacken. In einem Topf das Öl erhitzen und Zwiebel darin anschwitzen. Nach kurzer Zeit Frischkäse, passierte Tomaten, 100 ml Gemüsebrühe und das geschnittene Gemüse dazugeben.

**3** Die Lachsfilets in die Sauce legen und alles für ca. 8 Minuten bei mittlerer Hitze köcheln. Die Lachsfilets vorsichtig mit einer Gabel zerteilen und das Gericht nach Belieben abschmecken.

# Kabeljaufilet auf Fenchel-Nektarinen-Beet

Für 4 Personen

**Zubereitungszeit: 25 Minuten**
**Backzeit: 15 Minuten**

**Eine Portion enthält:**

| | |
|---|---|
| 405 kcal (1696 kJ) | 12 g Fett |
| 33 g Eiweiß | 33 g Kohlenhydrate |

## Zutaten

600 g Kabeljaufilet
2 Bio-Zitronen
4 kleine Fenchel
4 große Nektarinen
4 EL Olivenöl
200 ml Weißwein
1 Prise Zucker
Salz, Pfeffer
Currypulver
frische Kräuter nach Belieben

**Außerdem:**

Backpapier

## Zubereitung

**1** Den Ofen auf 180 °C Ober-/Unterhitze vorheizen. Ein Blech mit Backpapier auslegen.

**2** Kabeljaufilet waschen und trocken tupfen. Mit Zitronensaft säuern und mit Salz und Pfeffer würzen.

**3** Fenchel der Länge nach in 1 cm dicke Scheiben schneiden. Nektarinen waschen und in 2 cm dicke Schiffchen schneiden.

**4** Fenchelstücke in 2 EL Öl in der Pfanne scharf von beiden Seiten anbraten, mit Salz und Pfeffer würzen und mit etwas Weißwein ablöschen. Für wenige Minuten köcheln lassen. 1 Prise Zucker über den Fenchel geben und alles vermengen. Fenchel auf dem Backpapier auslegen.

**5** Nektarinenscheiben in die Pfanne geben, mit Salz, Pfeffer und einer Prise Currypulver würzen und für 2 Minuten von beiden Seiten scharf anbraten. Nektarinen zu dem Fenchel auf das Backblech geben.

**6** Das restliche Öl erhitzen und in der bereits verwendeten Pfanne das Kabeljaufilet für kurze Zeit von beiden Seiten anbraten, so dass der Fisch eine leichte Bräunung annimmt. Filets auf das Fenchel-Nektarinen-Beet geben und das Blech für ca. 15 Minuten in den vorgeheizten Ofen stellen.

**7** Herausnehmen und mit frischen Kräutern servieren.

# Albondigas

Für 4 Personen

**Zubereitungszeit: 30 Minuten**
**Backzeit: 30 Minuten**

**Eine Portion enthält:**

| | |
|---|---|
| 619 kcal (2592 kJ) | 35 g Fett |
| 40 g Eiweiß | 35 g Kohlenhydrate |

## Zutaten

- 140 g Basmatireis
- Safran oder Kurkuma
- 600 g Rinderhackfleisch
- 4 Knoblauchzehen
- 2 Bio-Eier
- Fenchelgewürz
- 4 EL Olivenöl
- 2 Zwiebeln
- getr. Thymian
- 4 Lorbeerblätter
- 400 g stückige Tomaten (Dose)
- 2 TL Zucker
- Salz, Pfeffer

## Zubereitung

**1** Den Ofen auf 180 °C Umluft vorheizen.

**2** Reis mit Safran und einer Prise Salz in 280 ml Wasser kochen, bis das gesamte Wasser verkocht ist. Abkühlen lassen und mit Hackfleisch, 2 fein gewürfelten Knoblauchzehen, Eiern und Fenchelgewürz vermengen. Daraus 16 kleine Bällchen formen.

**3** Öl in einer Pfanne erhitzen und darin den restlichen Knoblauch sowie die feingewürfelten Zwiebeln glasig dünsten. Thymian und die Lorbeerblätter hinzugeben, dann die Tomaten sowie Zucker, Salz und Pfeffer, und aufkochen lassen.

**4** Tomatensauce in eine Auflaufform geben. Hackbällchen hinzufügen. Ca. 25 Minuten im Ofen backen.

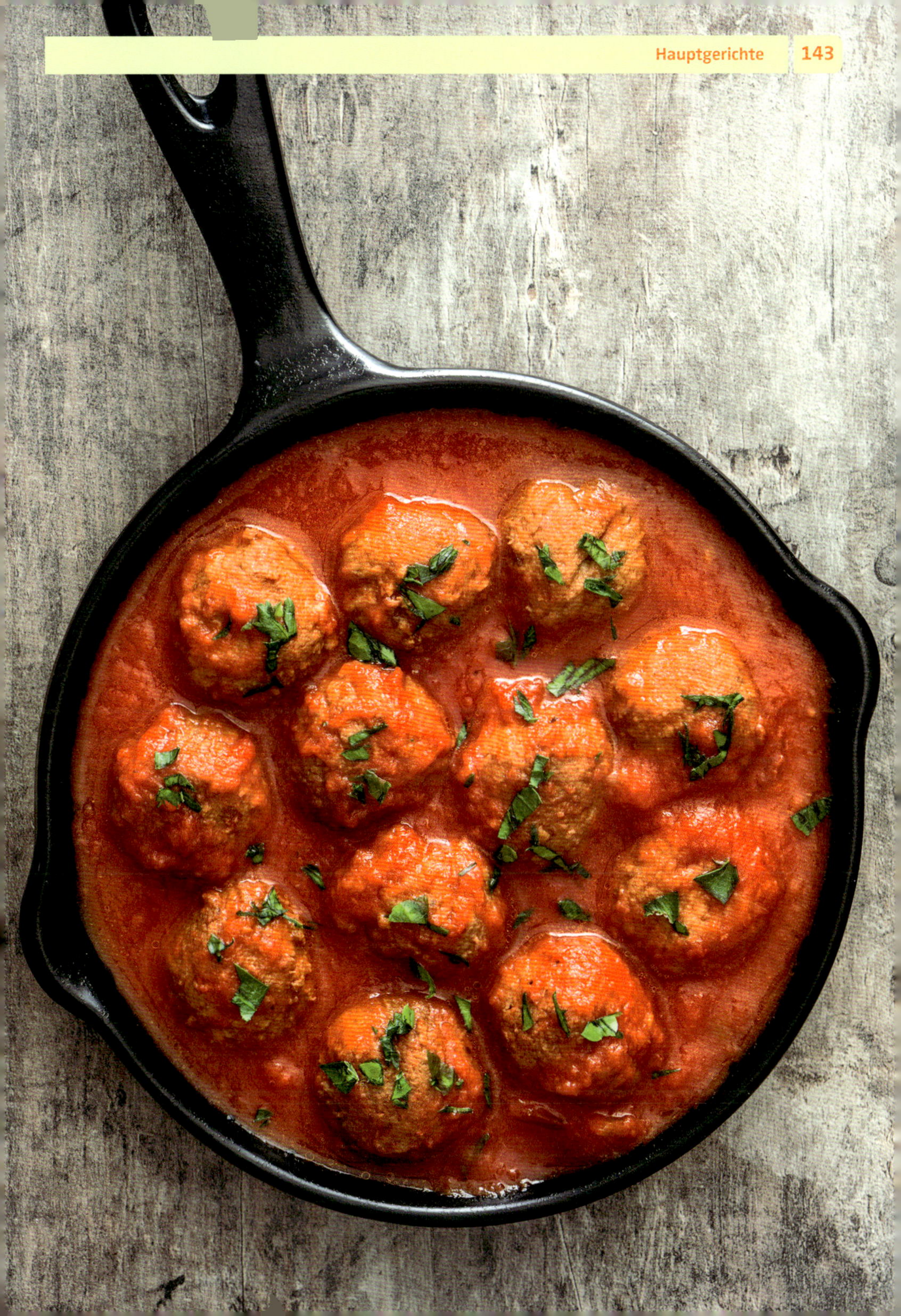

# Puten-Gorgonzola-Röllchen auf Gemüsebett

Für 4 Personen

**Zubereitungszeit: 30 Minuten**

**Eine Portion enthält:**

| | |
|---|---|
| 351 kcal (1497 kJ) | 18 g Fett |
| 38 g Eiweiß | 7 g Kohlenhydrate |

## Zutaten

- 100 g Champignons
- 150 g Zucchini
- 150 g gelbe Paprika
- 2 Zweige Rosmarin
- 1 rote Zwiebel
- 1 Knoblauchzehe
- 2 dünne Putenschnitzel
- Salz, Pfeffer
- 10 Salbeiblätter oder getr. Salbei
- 40 g Gorgonzola
- 4 EL Rapsöl
- 100 ml Hühnerbrühe
- 2 EL Balsamico
- Zahnstocher

## Zubereitung

**1** Champignons putzen und vierteln, Zucchini in Scheiben schneiden, Paprika würfeln und Rosmarin fein hacken. Zwiebel und Knoblauchzehe schälen und fein würfeln.

**2** Schnitzel in eine Klarsichtfolie einschlagen und mit einem Nudelholz flachdrücken. Salzen, pfeffern und quer halbieren. Die Hälften mit Salbei und Gorgonzola belegen, zusammenrollen und Enden mit Zahnstochern fixieren.

**3** 2 EL Öl in einer beschichteten Pfanne erhitzen und die Fleischrollen rundherum kurz anbraten. Dann aus der Pfanne nehmen, abdecken und zur Seite stellen.

**4** Zwiebeln und Knoblauch in derselben Pfanne mit 2 EL Öl anbraten und das Gemüse sowie Rosmarin hinzugeben. Gemüse mit Brühe und Essig aufkochen und die Fleischröllchen kurz vor Garende für ca. 5 Minuten dazugeben und garziehen lassen.

# Kräuterlachs mit Süßkartoffel und Dattel-Avocado-Dip

Für 4 Personen

**Zubereitungszeit: 20 Minuten**
**Backzeit: 15 Minuten**

**Eine Portion enthält:**

| | |
|---|---|
| 520 kcal (2177 kJ) | 21 g Fett |
| 37 g Eiweiß | 45 g Kohlenhydrate |

## Zutaten

- 2 große Süßkartoffeln
- 2 TL Rapsöl
- Salz, Pfeffer
- 600 g Lachsfilet
- gemischte Kräuter nach Belieben
- 8 Datteln
- 1 Avocado
- 25 g Walnüsse
- 2 EL Frischkäse
- 1 Bio-Zitrone

## Zubereitung

**1** Den Ofen auf 180 °C Ober-/Unterhitze vorheizen. Süßkartoffeln längs halbieren, mit Öl bestreichen und mit Salz und Pfeffer würzen. Dann die Süßkartoffeln in den Ofen geben.

**2** Den Lachs mit Salz, Pfeffer und Kräutern würzen. Nach etwa 10 Minuten zu den Süßkartoffeln in den Ofen geben und ca. 10 Minuten mitbacken.

**3** Datteln und Avocado fein würfeln, Walnüsse fein hacken. Aus Avocado, Frischkäse, Datteln und Nüssen einen Dip herstellen und mit Salz, Pfeffer und Zitronensaft abschmecken.

# Kabeljau auf Asiagemüse

Für 4 Personen

**Zubereitungszeit: 20 Minuten**
**Backzeit: 15 Minuten**

**Eine Portion enthält:**

| | |
|---|---|
| 339 kcal (1419 kJ) | 18 g Fett |
| 26 g Eiweiß | 15 g Kohlenhydrate |

## Zutaten

- 4 EL süß-scharfe Chilisauce
- 4 EL Sojasauce
- 2 EL mildes Curry
- 2 EL Bio-Limette
- 500 g Kabeljaufilet
- 2 EL Sesamsamen
- 4 EL Rapsöl
- 2 TL Ingwer
- 400 g Weißkohl
- 4 Karotten
- 4 Frühlingszwiebeln
- 200 ml Gemüsebrühe
- 2 EL Sesamöl
- Salz, Pfeffer
- Chiliflocken
- ½ Bund frischer Koriander

## Zubereitung

**1** Je 1 EL Chili- und Sojasauce mit mildem Curry und Limettensaft vermengen. Das Fischfilet in größere Würfel schneiden und die Marinade darübergeben.

**2** Sesamsamen in einer Pfanne anrösten und zur Seite stellen.

**3** In einer Pfanne 2 EL Rapsöl erhitzen und die Fischwürfel darin für ca. 5 Minuten anbraten, leicht salzen und ebenfalls zur Seite stellen.

**4** Ingwer fein hacken, Weißkohl grob würfeln, Karotten in halbe Scheiben, Frühlingszwiebeln in feine Ringe schneiden. Mit 2 EL Rapsöl für 4 Minuten anbraten und mit der Brühe ablöschen. Die restliche Soja- und Chilisauce dazugeben und alles für weitere 4 Minuten garen. Mit Sesamöl abschmecken.

**5** Fisch auf dem Gemüse anrichten und mit Chili, Sesamsamen und fein gehacktem Koriander garnieren.

# SUPPEN UND EINTÖPFE

## Kichererbsen-Spinat-Suppe

Für 4 Personen

**Zubereitungszeit: 15 Minuten**

**Eine Portion enthält:**

| | |
|---|---|
| 257 kcal (1078 kJ) | 15 g Fett |
| 11 g Eiweiß | 15 g Kohlenhydrate |

### Zutaten

- 240 g Kichererbsen (Dose)
- 1 Zwiebel
- 1 Knoblauchzehe
- 1 rote Peperoni
- 400 g frischer Spinat
- 400 ml Gemüsebrühe
- 2 EL Rapsöl
- 200 ml Kokosmilch
- 100 g Frischkäse
- Salz, Pfeffer
- 250 g Cocktailtomaten
- Currypulver

### Zubereitung

**1** Kichererbsen abschütten und abbrausen. Zwiebeln und Knoblauch schälen und würfeln. Peperoni halbieren, von Kernen befreien und fein würfeln. Die sehr großen Stiele der Spinatblätter entfernen, die restlichen Spinatblätter klein schneiden.

**2** Die Hälfte der Kichererbsen mit der Gemüsebrühe pürieren.

**3** Zwiebeln, Peperoni und Knoblauch in Öl anbraten, Blattspinat dazugeben und 1 Minute anbraten, anschließend mit Kokosmilch aufgießen.

**4** Pürierte Kichererbsen und Frischkäse zu dem Spinat geben, restliche Kichererbsen hinzufügen, alles aufkochen lassen, salzen und pfeffern. Zuletzt die halbieren Cocktailtomaten dazugeben, kurz mit erwärmen und die Suppe mit Currypulver abschmecken.

# Kichererbsen-Hackfleisch-Topf

Für 4 Personen

**Zubereitungszeit: 20 Minuten**

**Eine Portion enthält:**

| | |
|---|---|
| 409 kcal (1714 kJ) | 20 g Fett |
| 29 g Eiweiß | 23 g Kohlenhydrate |

## Zutaten

- 2 EL Rapsöl
- 300 g Rinderhackfleisch oder Tartar
- 1 Zwiebel
- 2 Knoblauchzehen
- 2 Paprika
- 1 Zucchini
- 240 g Kichererbsen (Dose)
- 800 g stückige Tomaten (Dose)
- 1 EL Tomatenmark
- 200 g körniger Frischkäse
- Salz , Pfeffer
- Currypulver
- Kurkuma
- Paprikapulver

## Zubereitung

**1** Öl in einem großen Topf erhitzen, darin das Hackfleisch scharf anbraten, gewürfelte Zwiebeln und durchgepressten Knoblauch hinzugeben. Dann die grob gewürfelte Paprika mit anbraten, nach ca. 5 Minuten auch die in 1 cm dicke Halbmonde geschnittene Zucchini hinzugeben. Nun die abgegossenen und durchgespülten Kichererbsen, Tomaten und Tomatenmark hinzugeben, untermengen und würzen.

**2** Kurz vor dem Anrichten den Frischkäse unterheben und nach Belieben würzen.

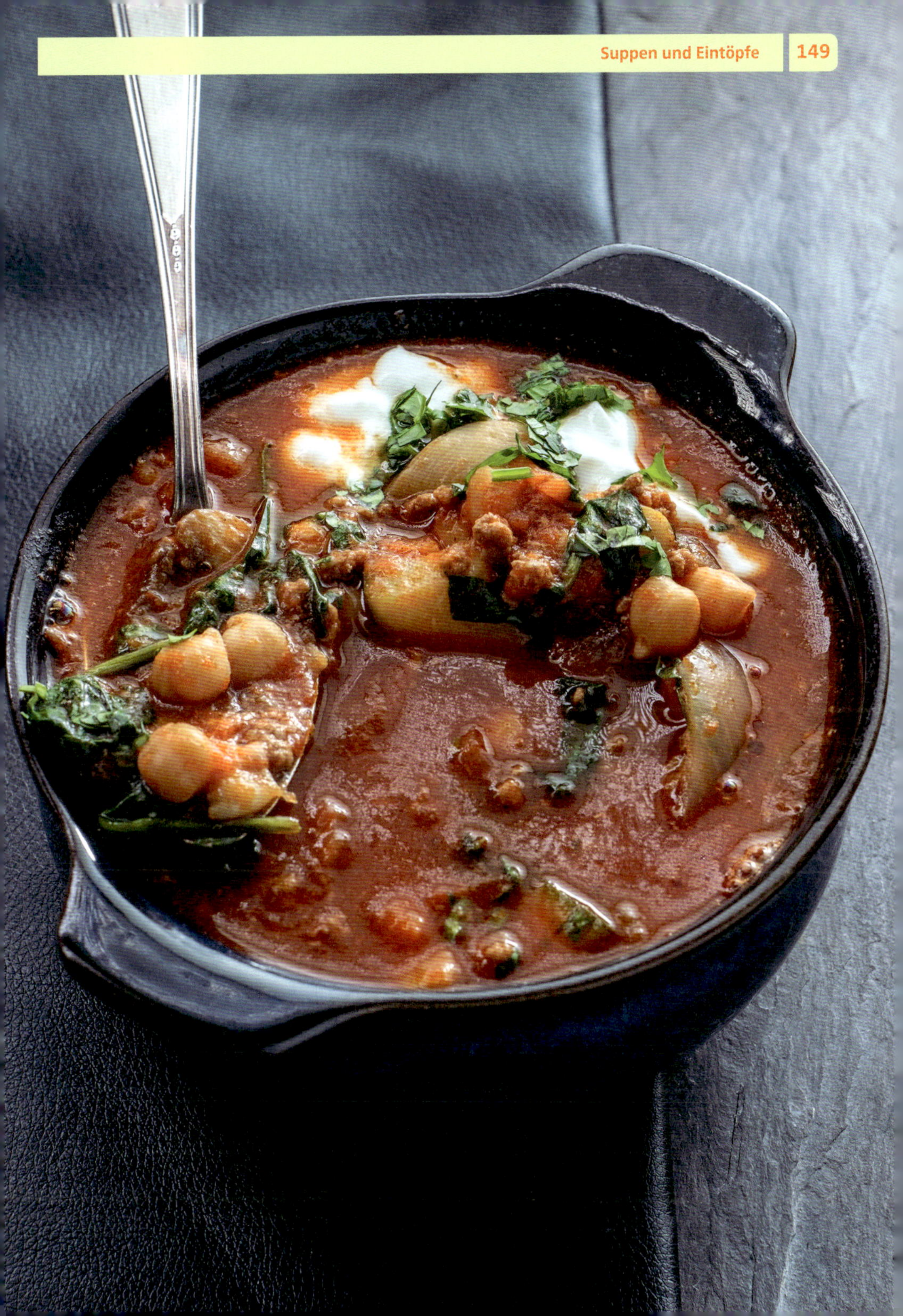

# Orientalische Linsensuppe

Für 4 Personen

**Zubereitungszeit: 30 Minuten**

**Eine Portion enthält:**

| | |
|---|---|
| 294 kcal (1241 kJ) | 7 g Fett |
| 18 g Eiweiß | 38 g Kohlenhydrate |

## Zutaten

- 2 EL Olivenöl
- 1 Zwiebel
- 2 Knoblauchzehen
- 2 Karotten
- Msp. Zimt
- Msp. Kurkuma
- ½ EL Currypulver
- 1 ½ l Gemüsebrühe
- 250 g rote Linsen
- Salz, Pfeffer
- 1 Handvoll Petersilie

## Zubereitung

**1** Das Öl in einem Topf erhitzen. Zwiebel, Knoblauch und Karotten schälen, in Würfel schneiden und in den Topf geben. Zimt, Kurkuma und Currypulver kurz mit anrösten. Mit Gemüsebrühe ablöschen und einmal aufkochen lassen.

**2** Die roten Linsen dazugeben, salzen und pfeffern und alles für ca. 15 Minuten bei mittlerer Hitze köcheln lassen. Vor dem Servieren mit Petersilie garnieren.

# Geröstete Grünkernsuppe

Für 4 Personen

**Zubereitungszeit: 20 Minuten**

**Eine Portion enthält:**

| | |
|---|---|
| 89 kcal (374 kJ) | 3 g Fett |
| 2 g Eiweiß | 12 g Kohlenhydrate |

## Zutaten

- 2 Karotten
- 1 Zwiebel
- 1 EL Rapsöl
- 50 g geschroteter Grünkern
- 1,6 l Gemüsebrühe
- Salz, Pfeffer
- frische Kräuter nach Wahl

## Zubereitung

**1** Karotten und Zwiebel schälen und in Würfel schneiden. Das Öl in einer Pfanne erhitzen, in dem heißen Öl den Grünkernschrot anrösten. Karotten und Zwiebeln dazugeben und mitrösten.

**2** Anschließend mit Brühe ablöschen. Die Suppe bei mittlerer Hitze für ca. 15 Minuten köcheln lassen, abschmecken.

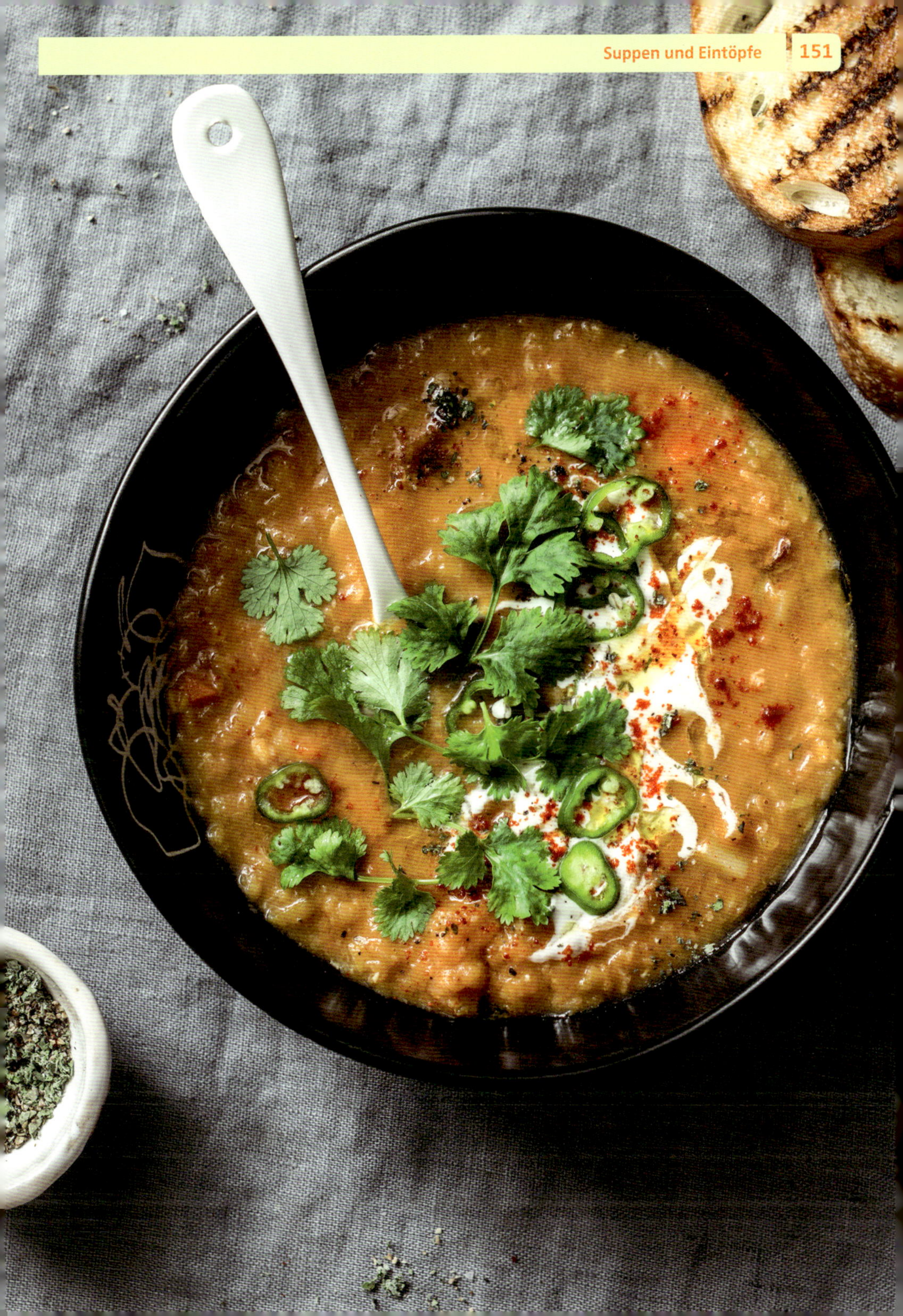

## Cremige Kartoffel-Pastinaken-Suppe

Für 4 Personen

**Zubereitungszeit: 25 Minuten**

**Eine Portion enthält:**

| | |
|---|---|
| 395 kcal (1650 kJ) | 21 g Fett |
| 10 g Eiweiß | 38 g Kohlenhydrate |

### Zutaten

- 600 g Kartoffeln
- 400 g Pastinaken
- 1 Zwiebel
- 2 EL Rapsöl
- 1 ½ l Gemüsebrühe
- Salz, Pfeffer
- 200 g Frischkäse

### Zubereitung

**1** Kartoffeln, Pastinaken und die Zwiebel schälen und in Würfel schneiden. Das Öl in einem Topf erhitzen, Kartoffeln, Pastinaken und Zwiebeln dazugeben und alles zusammen anbraten.

**2** Das Gemüse mit der Gemüsebrühe ablöschen, einmal aufkochen und bei mittlerer Hitze, mit geschlossenem Deckel für ca. 20 Minuten köcheln.

**3** Das Gemüse mit einem Pürierstab fein pürieren und mit Salz und Pfeffer abschmecken. Den Frischkäse dazugeben und die Suppe nochmals 2 Minuten köcheln.

## Schnelle Gemüse-Hähnchen-Suppe

Für 4 Personen

**Zubereitungszeit: 20 Minuten**

**Eine Portion enthält:**

| | |
|---|---|
| 239 kcal (988 kJ) | 7 g Fett |
| 28 g Eiweiß | 13 g Kohlenhydrate |

### Zutaten

- 2 EL Rapsöl
- 800 g Suppengemüse (TK)
- 1,8 l Gemüsebrühe
- 400 g Hähnchenbrustfilet
- Salz, Pfeffer
- Muskanuss, gemahlen
- 1 Handvoll Petersilie

### Zubereitung

**1** Öl in einem Topf erhitzen, das Gemüse kurz anbraten und mit der Gemüsebrühe aufgießen.

**2** Das Hähnchenfleisch in 1 cm dicke Scheiben schneiden, beides zu der Brühe geben. Die Suppe weitere 8 Minuten auf mittlerer Hitze köcheln lassen. Abschließend mit Gewürzen abschmecken und mit geschnittener Petersilie bestreuen.

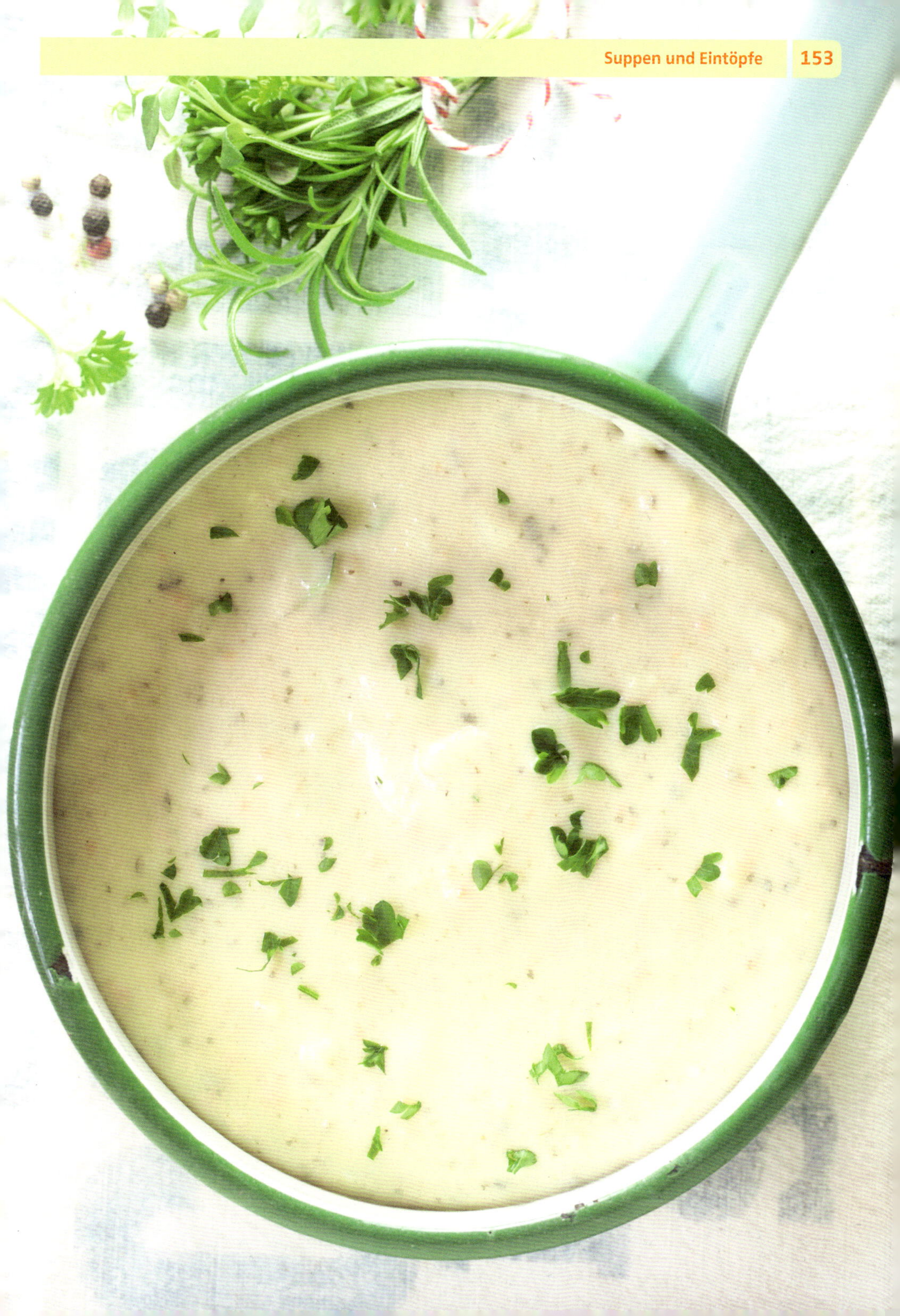

# Feuriger Bohneneintopf

Für 4 Personen

**Zubereitungszeit: 25 Minuten**

**Eine Portion enthält:**

| | |
|---|---|
| 233 kcal (977 kJ) | 10 g Fett |
| 11 g Eiweiß | 20 g Kohlenhydrate |

## Zutaten

- 2 Paprika
- 3 Tomaten
- 1 Knoblauchzehe
- 1 rote Zwiebel
- 3 EL Rapsöl
- 400 ml Gemüsebrühe
- 400 ml passierte Tomaten (Dose)
- 250 g Kidneybohnen (Dose)
- Salz, Pfeffer
- Chiliflocken
- Paprikapulver
- 100 g Hüttenkäse

## Zubereitung

**1** Paprika waschen und klein schneiden, Tomaten würfeln, Knoblauch und Zwiebel schälen und fein hacken.

**2** Öl erhitzen, Paprika, Knoblauch und Zwiebel andünsten, mit Gemüsebrühe und passierten Tomaten ablöschen.

**3** Kidneybohnen gut waschen und in den Topf dazugeben, alles bei mittlerer Hitze für ca. 8 Minuten köcheln lassen.

**4** Die Suppe mit Salz, Pfeffer, Chiliflocken und Paprikapulver würzen und mit einem Klecks Hüttenkäse garnieren.

# Herzhafter Kürbiseintopf

Für 4 Personen

**Zubereitungszeit: 30 Minuten**

**Eine Portion enthält:**

| | |
|---|---|
| 343 kcal (1435 kJ) | 14 g Fett |
| 31 g Eiweiß | 20 g Kohlenhydrate |

## Zutaten

- 750 g Speisekürbis
- 250 g Kartoffeln
- 100 g rote Zwiebeln
- 2 EL Rapsöl
- 400 g Kassler (4 Scheiben, roh)
- Muskanuss, gemahlen
- Currypulver
- Salz, Pfeffer
- 1 ½ l Gemüsebrühe
- frische Petersilie
- 3 EL Kürbiskerne

## Zubereitung

**1** Den Kürbis waschen, schälen und in mundgerechte Würfel schneiden. Kartoffeln und Zwiebeln schälen und in Würfel schneiden. Rapsöl in einem großen Topf erhitzen, die Zwiebel dazugeben und glasig dünsten, danach den Kürbis und die Kartoffeln dazugeben.

**2** Kassler würfeln und mit in den Topf geben. Mit Muskatnuss, Currypulver, Salz und Pfeffer würzen und mit ca. 1 Liter Gemüsebrühe ablöschen, ca. 15 Minuten bei mittlerer Hitze weiterköcheln lassen.

**3** Die Petersilie waschen und fein hacken, die Kürbiskerne hacken und in einer beschichteten Pfanne anrösten, den Eintopf mit den Kernen und der Petersilie garnieren.

# Thai-Gemüse-Suppe

Für 4 Personen

**Zubereitungszeit: 20 Minuten**

**Eine Portion enthält:**

| | |
|---|---|
| 128 kcal (538 kJ) | 3 g Fett |
| 11 g Eiweiß | 9 g Kohlenhydrate |

## Zutaten

- 2 Karotten
- 300 g Brokkoli
- 400 g braune Champignons
- 300 g Spinat
- 1 Zwiebel
- 2 Knoblauchzehen
- 1 Scheibe Ingwer (daumendick)
- 1 EL Sesamöl
- 2 EL Currypaste (gelb)
- 1,6 l Gemüsebrühe
- 200 ml Kokosmilch
- 4 EL Sojasauce
- 2 EL Zitronensaft

## Zubereitung

**1** Das Gemüse putzen und in mundgerechte Stücke schneiden. Zwiebel, Knoblauch und Ingwer schälen und fein hacken.

**2** In einem Topf das Sesamöl erhitzen und Knoblauch, Zwiebeln, Ingwer und die Currypaste kurz anschwitzen. Das restliche geschnittene Gemüse, bis auf den Spinat, dazugeben und kurz anbraten. Alles mit der Gemüsebrühe aufgießen und mit Deckel bissfest garen.

**3** Dann Spinal hinzugeben, die Suppe mit der Kokosmilch aufgießen und mit Sojasauce und Zitronensaft abschmecken.

# Kichererbsensuppe

Für 4 Personen

**Zubereitungszeit: 30 Minuten**

**Eine Portion enthält:**

| | |
|---|---|
| 330 kcal (1382 kJ) | 10 g Fett |
| 15 g Eiweiß | 39 g Kohlenhydrate |

## Zutaten

1 Zwiebel
1 Knoblauchzehe
2 Karotten
2 EL Olivenöl
1 EL Currypulver
1 EL Tomatenmark
1 l Gemüsebrühe
750 g Kichererbsen (Dose)
Salz, Pfeffer
Kreuzkümmel
Chilipulver
1 TL Kurkuma
1 TL Honig
1 TL Zitronensaft
frische Petersilie
3 EL Naturjoghurt

## Zubereitung

**1** Zwiebel und Knoblauch schälen und fein hacken. Karotten waschen und in Stücke schneiden.

**2** Alles in einem Topf und mit Öl andünsten. Currypulver und Tomatenmark dazugeben und mit der Gemüsebrühe ablöschen.

**3** Die Kichererbsen in ein Sieb abgießen und abspülen. Bis auf 4 EL für die Garnitur alles in den Topf geben und circa 15 Minuten mit Deckel garen.

**4** Die Suppe pürieren und mit den Gewürzen, Honig und Zitronensaft abschmecken.

**5** Petersilie fein hacken. Die Suppe mit übrigen Kichererbsen, Petersilie und etwas Naturjoghurt anrichten.

# ETWAS SÜSSES ZUM SCHLUSS

## Quarkauflauf

Für 4 Personen

**Zubereitungszeit: 10 Minuten**
**Backzeit: 30 Minuten**

**Eine Portion enthält:**

| | |
|---|---|
| 313 kcal (1315 kJ) | 5 g Fett |
| 29 g Eiweiß | 37 g Kohlenhydrate |

### Zutaten

- 750 g Magerquark
- 4 Bio-Eier
- 80 g Vanillepuddingpulver
- 3 EL Zucker
- 200 g Beeren nach Wahl

### Zubereitung

**1** Den Ofen auf 180 °C Ober-/Unterhitze vorheizen.

**2** Alle Zutaten bis auf die Beeren mit einem Rührbesen zu einer homogenen Masse verrühren. Die Masse in eine Auflaufform geben und mit den Beeren toppen.

**3** Für 25–30 Minuten backen.

## Beeren-Kokos-Dessert

Für 4 Portionen

**Zubereitungszeit: 15 Minuten**
**Backzeit: 30 Minuten**

**Eine Portion enthält:**

| | |
|---|---|
| 153 kcal (643 kJ) | 4 g Fett |
| 2 g Eiweiß | 27 g Kohlenhydrate |

### Zutaten

- 500 g gemischte Beeren (TK)
- 20 g Speisestärke
- 1 Bio-Zitrone
- 50 g Zucker
- 2 EL Kokosraspeln

### Zubereitung

**1** Beeren in einen Topf geben und mit 100 ml Wasser langsam zum Kochen bringen. Zitrone waschen und abreiben. Zitronenabrieb und Zucker unter die Beeren mengen.

**2** Speisestärke mit 60 ml kaltem Wasser anrühren und gut unter die Beeren rühren. Beeren noch mal aufkochen lassen, sofort in Gläser füllen und mit Kokosraspeln verzieren.

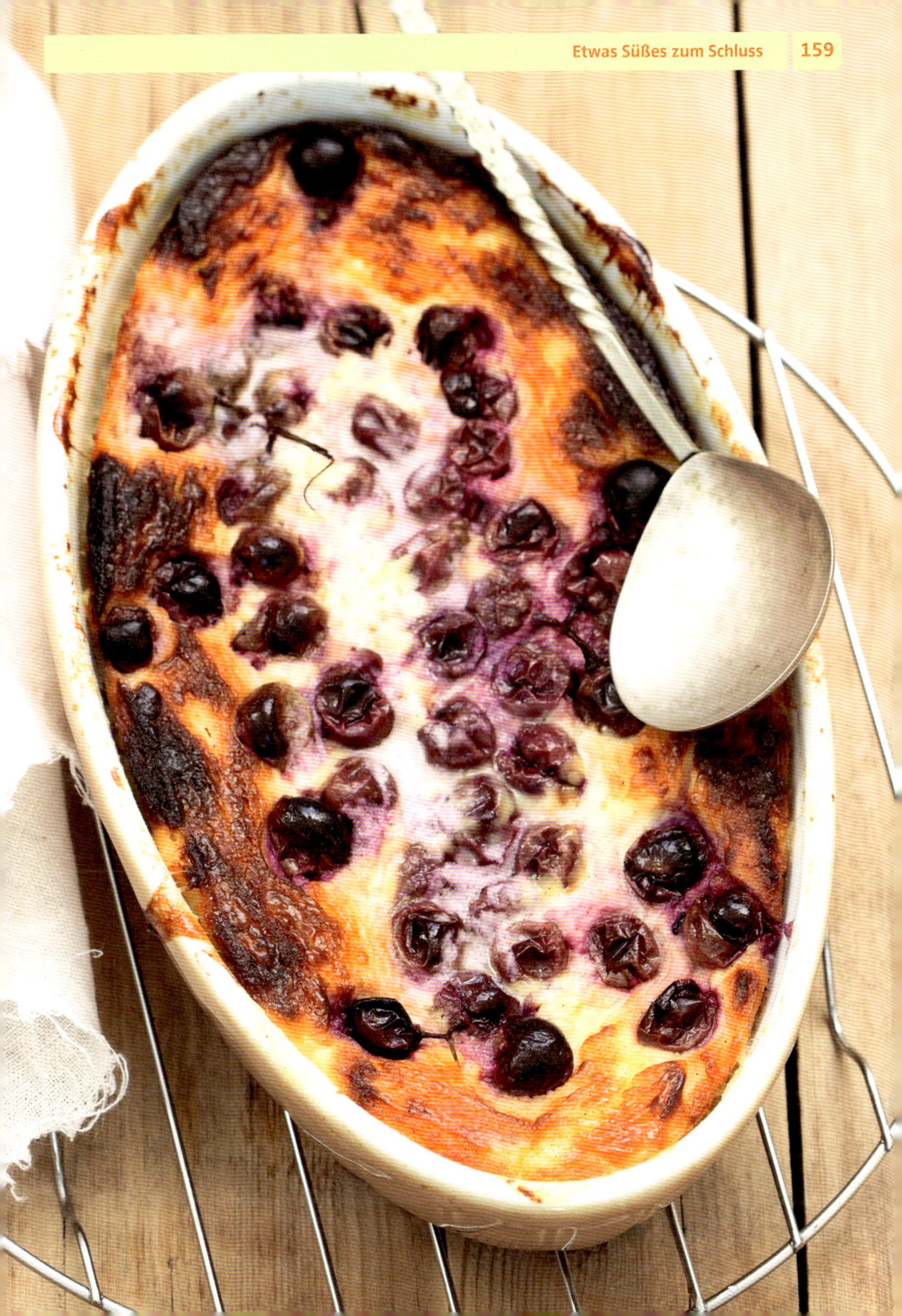

## Mandel-Schoko-Tassenkuchen aus der Mikrowelle

Für 4 kleine Tassen

**Zubereitungszeit: 8 Minuten**
**Backzeit: 2 Minuten**

**Eine Portion enthält:**

| | |
|---|---|
| 358 kcal ( 1487 kJ) | 23 g Fett |
| 17 g Eiweiß | 18 g Kohlenhydrate |

### Zutaten

- 20 g Zartbitterschokolade
- 4 Bio-Eier
- 120 g gemahlene Mandeln
- 125 g Magerquark
- 4 EL Zucker
- Zimt
- 2 TL Backpulver
- 10 g Backkakao

### Zubereitung

**1** Schokolade in kleine Stück hacken. Sämtliche Zutaten in eine Schüssel geben und mit dem Handrührgerät verquirlen.

**2** Den Teig in vier kleine Tassen füllen und die Küchlein auf höchster Stufe 2 Minuten in der Mikrowelle backen.

## High Protein Schokoshake

Für 4 Personen

**Zubereitungszeit: 10 Minuten**

**Eine Portion enthält:**

| | |
|---|---|
| 289 kcal (1217 kJ) | 7 g Fett |
| 26 g Eiweiß | 28 g Kohlenhydrate |

### Zutaten

- 800 ml Buttermilch
- 500 g Magerquark
- 2 TL Backkakao
- 40 g gemahlene Mandeln
- 1 EL Honig
- 2 Bananen

### Zubereitung

Alle Zutaten in eine hohe Schüssel geben und mit einem Pürierstab mixen. Bei Bedarf etwas Wasser dazugeben, bis die gewünschte Konsistenz erreicht ist. Den Shake in hohe Gläser geben und genießen.

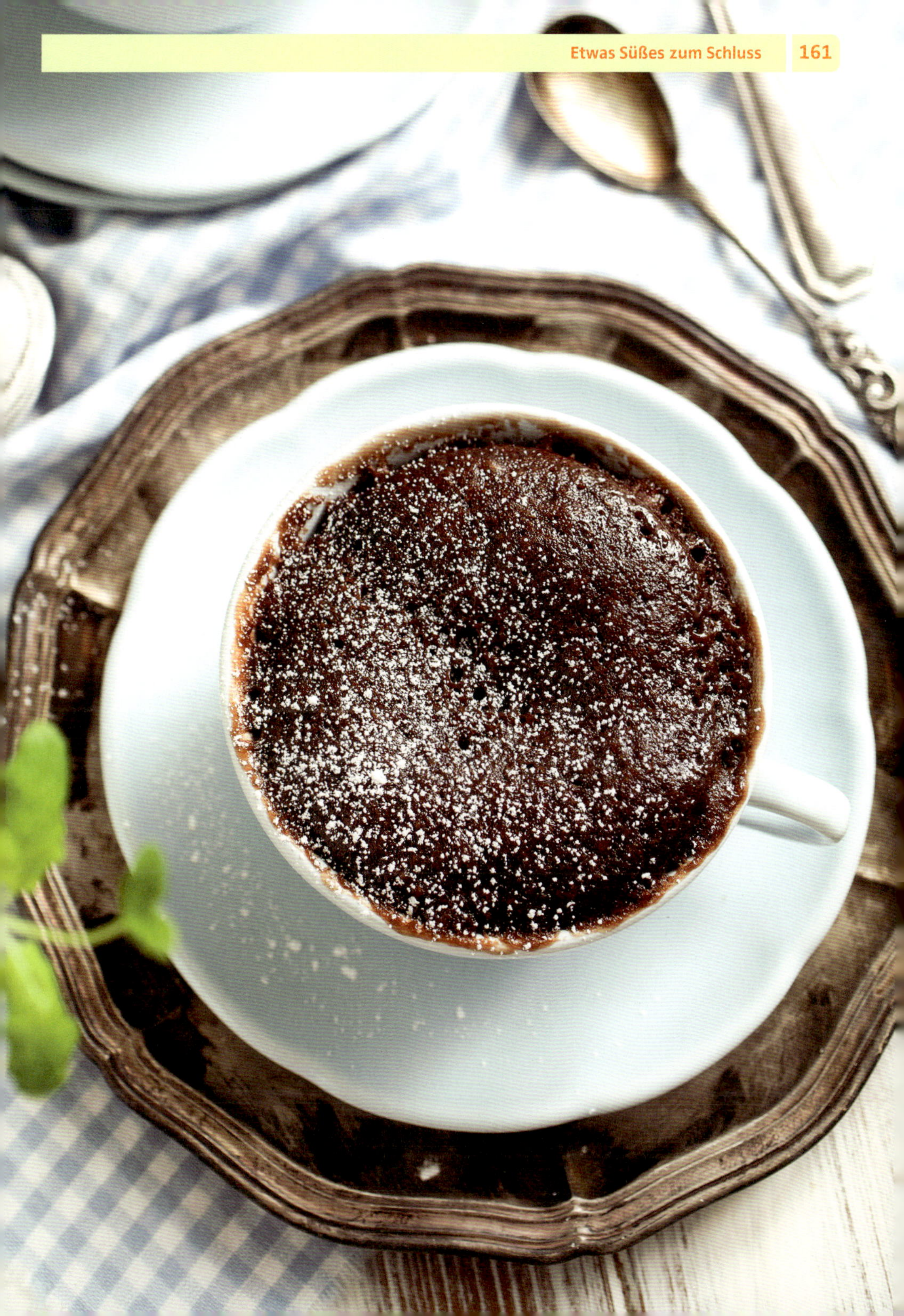

## Hafer-Crumble

Für 4 Portionen

**Zubereitungszeit: 15 Minuten**
**Backzeit: 30 Minuten**

**Eine Portion enthält:**

| | |
|---|---|
| 235 kcal (986 kJ) | 11 g Fett |
| 3 g Eiweiß | 30 g Kohlenhydrate |

### Zutaten

- 30 g Haferflocken
- 30 g Zucker
- 60 g Dinkelmehl
- 50 g Butter
- Zimt
- 1 Apfel

### Zubereitung

**1** Den Ofen auf 180 °C Umluft vorheizen.

**2** Alle Zutaten bis auf den Apfel zu einem Teig formen und für 10 Minuten in den Kühlschrank legen.

**3** Den Apfel in feine Scheiben schneiden und in eine kleine Auflaufform geben. Teig mit der Hand über die Äpfel streuseln. Crumble für 30 Minuten im Ofen backen.

## No-bake Erdbeerkuchen

Für 12 Stücke

**Zubereitungszeit: 15 Minuten**
**Kühlzeit: 2 Stunden**

**Eine Portion enthält:**

| | |
|---|---|
| 134 kcal ( 561kJ) | 11 g Fett |
| 8 g Eiweiß | 21 g Kohlenhydrate |

### Zutaten

- 100 g Müsli ohne Zuckerzusatz
- 30 ml Kokosöl
- 300 g Erdbeeren
- 500 g griechischer Joghurt
- 10 g Agar-Agar
- 3 EL Zucker

### Zubereitung

**1** Für den Boden Müsli und zimmerwarmes Kokosöl miteinander vermengen, dann in eine Springform geben und plattdrücken, anschließend kühlstellen.

**2** Erdbeeren waschen und pürieren, mit Joghurt, Agar-Agar und Zucker vermengen und über den Boden geben.

**3** Den Kuchen zwei Stunden kühl stellen – und schon ist er fertig!

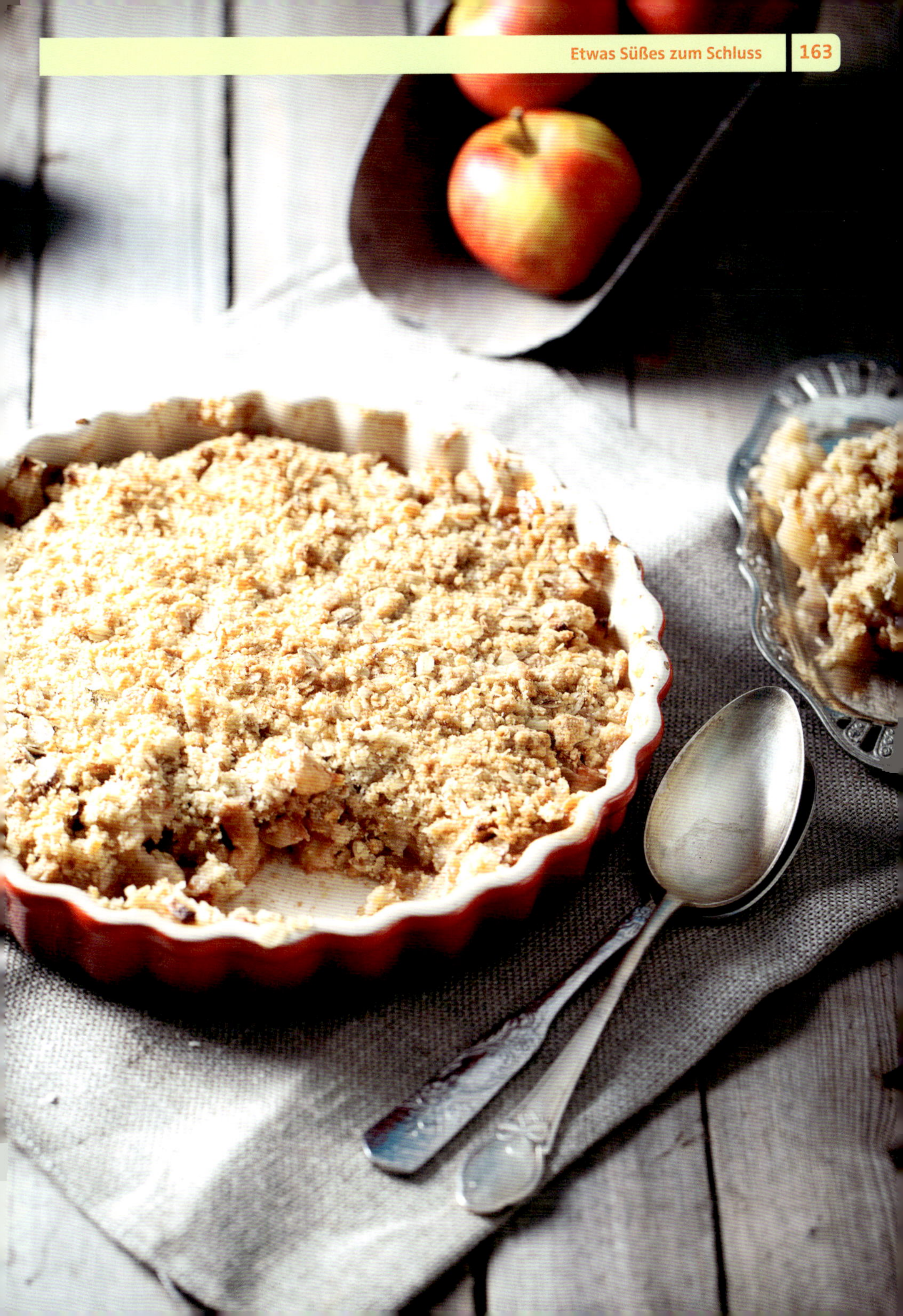

# Rezeptregister

## SUPPEN UND EINTÖPFE



## ETWAS SÜSSES ZUM SCHLUSS

# Nach der Arbeit kommt das Ess-Vergnügen

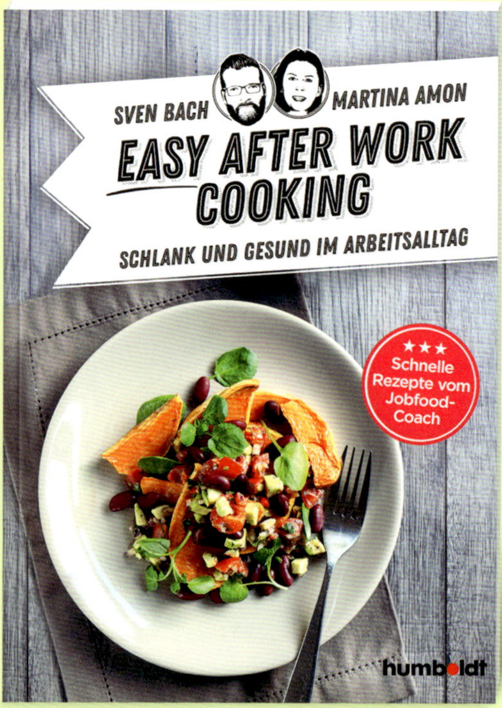


- Für alle, die nach einem langen Arbeitstag gesund und ausgewogen essen wollen, ohne stundenlang in der Küche stehen zu müssen
- Leckere Rezepte und Schritt-für-Schritt-Anleitungen, mit denen sich das Essverhalten im vollgepackten Alltag schnell und einfach anpassen lässt
- Alle Rezepte können in maximal 30 Minuten zubereitet werden



Sven Bach/Martina Amon

**Easy After-Work-Cooking**

160 Seiten
15,5 x 21,0 cm, Softcover
ISBN 978-3-8426-2944-8
€ 19,99 [D] · € 20,60 [A]

Der Ratgeber ist auch als eBook erhältlich.

**humboldt**
...bringt es auf den Punkt.

**Bibliografische Information der Deutschen Nationalbibliothek**
Die Deutsche Nationalbibliothek verzeichnet diese Publikation in der deutschen Nationalbibliografie; detaillierte bibliografische Daten sind im Internet über http://dnb.ddb.de/ abrufbar.

**ISBN 978-3-8426-3030-7 (Print)**
**ISBN 978-3-8426-3031-4 (PDF)**
**ISBN 978-3-8426-3032-1 (EPUB)**

**Abbildungen:**
*Titelmotiv:* Shutterstock/Alexander Raths, VikiVector, Leyasw
*Stock.adobe.com:* Yummy pic: 6/7; Mary's: 18/19; Sea Wave: 23; Regina Foster: 29; coco: 45; Atlas: 50; Vasiliy: 52/53; Silvia Bogdanski: 54; qwartm: 56; jackfrog: 65; insta_photos: 66; Sławomir Fajer: 76/77, 95; scerpica: 79; Andrea Sachs: 81; epixproductions: 83; Guntar Feldmann: 85; Bogdan Wankowicz: 87; kristina rütten: 89; Maksim Shebeko: 97; scerpica: 101; okkijan2010: 102; Kitty: 105; Oksana_S: 107; petrrgoskov: 109; vimart: 111; anna_shepulova: 113; grinchh: 117; rollocontent: 119; FOOD-pictures: 121; HLPhoto: 123; demidoff: 127; bbivirys: 129; FomaA: 133; fahrwasser: 137; lilechka75: 139; chandlervid85: 143; Ezume Images: 149; okkijan2010: 151; MissesJones: 153; Janna: 159; Kati Finell: 161; annapustynnikova: 163

Originalausgabe


Die Ratgebermarke der Schlütersche Fachmedien GmbH
Hans-Böckler-Allee 7, 30173 Hannover
www.humboldt.de
www.schluetersche.de

Aus Gründen der besseren Lesbarkeit wurde in diesem Buch die männliche Form gewählt, nichtsdestoweniger beziehen sich Personenbezeichnungen gleichermaßen auf Angehörige des männlichen und weiblichen Geschlechts sowie auf Menschen, die sich keinem Geschlecht zugehörig fühlen.
Autoren und Verlag haben dieses Buch sorgfältig erstellt und geprüft. Für eventuelle Fehler kann dennoch keine Gewähr übernommen werden. Weder Autoren noch Verlag können für eventuelle Nachteile oder Schäden, die aus in diesem Buch vorgestellten Erfahrungen, Meinungen, Therapien, Methoden und praktischen Hinweisen resultieren, eine Haftung übernehmen. Insgesamt bieten alle vorgestellten Inhalte und Anregungen keinen Ersatz für eine medizinische Beratung, Betreuung und Behandlung.


Lektorat: Linda Strehl, München
Layout: Groothuis, Lohfert, Consorten, Hamburg
Covergestaltung: Zero, München
Satz: Die Feder, Konzeption vor dem Druck GmbH, Wetzlar
Druck und Bindung: Gutenberg Beuys Feindruckerei GmbH, Langenhagen